学会
睡个好觉

[法] 本杰明·卢波斯基　著

张俊秀　王楠楠　译

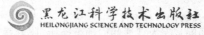

黑龙江科学技术出版社

HEILONGJIANG SCIENCE AND TECHNOLOGY PRESS

黑版贸登字：08-2023-026

图书在版编目（CIP）数据

学会睡个好觉 /［法］本杰明·卢波斯基著；张俊
秀, 王楠楠译. -- 哈尔滨：黑龙江科学技术出版社,
2023.4
ISBN 978-7-5719-1872-9

Ⅰ. ①学… Ⅱ. ①本… ②张… ③王… Ⅲ. ①睡眠—
基本知识 Ⅳ. ①R338.63

中国国家版本馆CIP数据核字(2023)第049458号

ORIGINAL FRENCH TITLE: Bien dormir, ça s' apprend !
©2020, Groupe Elidia
Éditions du Rocher
28, rue Comte Félix Gastaldi - BP 521 - 98015 Monaco
www.editionsdurocher.fr
Illustrations © Emmanuelle Pioli

The simplified Chinese translation rights arranged through Rightol Media
（本书中文简体版权经由锐拓传媒取得 Email:copyright@rightol.com）

学会睡个好觉
XUE HUI SHUI GE HAOJIAO

［法］本杰明·卢波斯基　著　　张俊秀　王楠楠　译

责任编辑	孔　璐
策划编辑	沈福威　顾天歌
封面设计	韩海静
出　　版	黑龙江科学技术出版社
地　　址	哈尔滨市南岗区公安街70-2号
邮　　编	150007
电　　话	（0451）53642106
传　　真	（0451）53642143
网　　址	www.lkcbs.cn
发　　行	全国新华书店
印　　刷	德富泰（唐山）印务有限公司
开　　本	880 mm × 1230 mm　1/32
印　　张	6
字　　数	91千字
版　　次	2023年4月第1版
印　　次	2023年4月第1次印刷
书　　号	ISBN 978-7-5719-1872-9
定　　价	38.00元

CONTENTS

目 录

您可通过扫描二维码

获取书中相关音频。

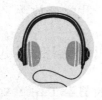

引 言
（……您的心灵平静、轻盈，身体沉重……）

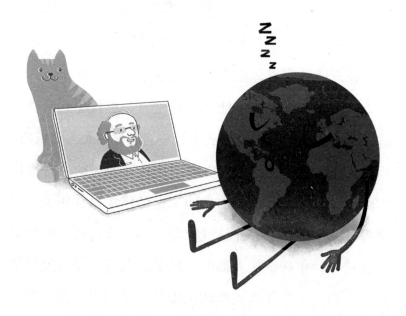

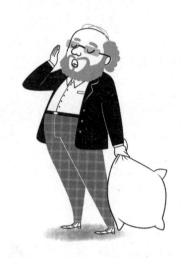

　　我开通社交媒体账户至今已超过十年，从未想过有一天我的视频月播放量能达到八十万，更没想到这些与睡眠有关的谈话，尤其催眠练习，能取得如此大的成功。

　　我相信也有精神心理专家对此进行相关研究并提出实际建议。针对健身与瑜伽的实操性建议以及相关练习课程日渐增多，这些建议或课程大多非常优质。但针对未受精神性疾病困扰人群的心理健康研究，至今仍停留在理论层面。对此类人群的积极援助仍旧只是在心理医生的工作室或诊所单独进行。

　　本书的写作初衷与我在社交媒体上传视频的初衷一致，适用群体也相同。在书中，我会设置一些练习活动，并一一进行讲解，其中一些练习将以音频形式呈现。我希望通过这种方式来向大家传递有效的解决方法，让大家及时采用，最终实现真正的自我疗愈。事实上，我并不希望帮助大家入眠，（这还挺矛盾的，不是吗？）而是希望在没有我的帮助下，大家可以学会真正地入睡，自主入睡，达到深度睡眠。

我的治疗理念也是如此。面对病人，我不会力求了解他们的一切或是致力于寻找问题出现的原因，不会选择病人不需要的方法，无论这种方法本身是多么有趣。在治疗过程中，我把精力都集中在可以帮助病人恢复的解决方法上，我会不着痕迹地请病人释放藏匿在内心的痛苦，我只使用病人恢复所需要的方法，只关注方法。

必须承认，这种治疗方法有时候挺令人沮丧的。当我想得到更多补充性信息，想理解某些运作机制时，却要克制自己不要提出一些可能对病人无益甚至是有害的问题。但这样一来，治疗过程可能会停滞不前。

在阅读中，你们会明白，这不是一本完全用来阅读的书，它更侧重于实践。它更像是一个工具箱、一本睡眠健康指南。在这本书中，我不仅会介绍自己治疗病人时使用的方法，也会像对待自己的病人那样同你们交谈。

我有许多小癖好。首先是健康投资，这是一件令人充满干劲儿的事情，而且这样的投资一定有所回报。对于我设置的练习所发挥的作用和带来的疗效，大家完全有理由期待。但这种期待需要交换，我在写作本书时就已想好，为了练习真正起效，不能只靠我一个人去努力，还要依靠大家的配合。当鼓起勇气阅读这本书的时候，您要做出承诺：不是承诺把这本书放到书架里或是床头柜上，甚至一口气从头读到尾；而是承诺每天给自己一点时间进行一项练习。这样重复的练习之下，必然会有所收获，对练习的领会将更加深入，心灵将越发平静，最终您将学会如何睡个好觉。如果还没有准备好做出这样的承诺，抑或只是一味地阅读而不练习，我会坦率地告诉您：还请放下这本书吧！

大家对重获睡眠没什么信心，我对此完全理解。确实，从祖母的汤药、失眠论坛，到解释人们失眠的生理或心理原因的那些有趣书籍，人们很快便感觉到某种宿命论，甚至会放弃重获睡眠的信念。我不会花费过多的时间去证明这本书里的练习一定有效，因为我相信，凭借网络上视频的受欢迎程度及其精彩的评论就足以证明这一点。怀疑是正常的：几个不眠之夜就足以让人感觉像被判处了无期徒刑。如果在此基础上再吃一些无效的药物，用一些不合适的疗法，真的会让人感觉被诅咒缠绕。"我今晚肯定睡不着。"这句话就是您给自己开的一个无比"有效"的处方。如果您早上对自己说了这句话，那么这接下来的一整天都会想着它，到了晚上还会不停琢磨。随之产生的念头会造成一种压力，进而以一种近乎完全确定的方式毁掉您的睡眠，就像一条咬下自己尾巴的毒蛇。面对诸如"我是个失眠症患者""我睡不好""我睡眠不足"这些强烈的念头，这本书，尤其是加上您的努力，会逐步显示出具体的成效。我们会重建您对睡眠的信心，打破那些会加重失眠的可以自证的预言。独自一人，我什么也做不了，这需要您与我、我们团队合作，一起来实现一场转变。周周相继，我们会用每一周的实际疗效来打消您的疑虑。

睡眠革命万岁！

如今有66%的人每晚睡眠时间不足八小时（八小时是世界卫生组织建议的睡眠时长），可是仅仅在50年前，情况还不是这样。

当我们了解了睡眠不足产生的严重影响时，便会焦虑。下面是医生给66%的相关人群提供的预测：

1. 您将更易生病，患癌概率增加一倍，患糖尿病、阿尔茨海默病及心血管疾病的概率也会增加。
2. 您将面临更多压力、抑郁情绪，甚至自杀倾向会更强烈，这都会让您的幸福指数降低。
3. 随着您的胃口越来越大，您会发胖。
4. 您会在学业上遭受更多挫折，工作成果会大不如前，这是因为您的认知能力（即专注力、记忆力和理性思维能力）在下降。

简而言之，如果缺乏睡眠，您将感到不自在，您将会为安全付出更多代价，您将无法发挥最大潜能为社会创造财富！

在我看来，这是一则真正的宣言，是如今必须使睡眠得到捍卫的宣言：

1. 每个公民都享有每晚八小时睡眠的权利。

2. 每个公民在工作单位午休时都可小睡一会儿。

3. 孩童上课时间应推迟一小时。

4. 除开药方外，医生应向病人介绍可行的非药物解
   决方案。

在我看来，实施睡眠宣言并不困难，也不需要付出
多大代价。但是，在此之前我们必须等待意识觉醒，而
这个过程是缓慢的。

这则宣言比它表面呈现出的更具革命性。在这个小
插曲后，让我们言归正传，回到更为重要也更为现实的
事情上，让我们回到各位的情况吧！

看到我提及了政府、企业和医学界的作用后，你们
可能想要对我说："这不是我们的错！工作总是很晚才
结束，再加上互联网上许多平台在极大地剥夺我们的时
间和睡眠，早睡变得很难。更别说还有手机、平板电脑
发出的"美丽"蓝光，投映在我眼中，让我无法入睡。
可真想多睡会儿啊，我不想等有了孩子之后才知道这有
多重要！为了能多睡会儿，我会吃一些阿普唑仑片、思
诺思[1]。虽然看起来有效果，可我却觉得越来越疲倦。"

---

1 阿普唑仑片、思诺思：这两个都是治疗失眠的药物，疗效相近，使用方
  法一致，均为口服。

所言完全正确，我写这本书就是想针对大家出现的这些问题提供一些可行的解决办法。这其中包括一些需要付诸实践的练习以及一些策略，用以与我们所面临的困难做斗争。

我能不能向你们挥一下魔法棒或创造一个奇迹来使你们入睡呢？

能，但也不能，确实不行。

说"能"是因为催眠可以让你们直接跨过介于清醒与沉睡之间的深渊。它将会是跨越这条边境的桥梁，是立时见效的解决办法。更可喜的是，催眠不需要本人做任何努力（除了懒洋洋地摁下播放键）。

说"不能"是因为本书的目的是使你们重新学会入睡，而无需借助任何外力，甚至无需我的帮助。说"不能"还因为这需要执行一项为期八周的任务。您大概会说仅仅是一个不眠之夜就已十分难挨，这次居然需要两个月才能睡个好觉，时间未免太长了。但在我看来，如果这次进行的学习能够为您余生的日日夜夜带来一些好的改变，那么两个月的时长是合理的。况且，您的睡眠将会逐步地得到实实在在的改善。只要您足够认真地坚持书中的练习活动，睡眠甚至很快就会得到改善。必须认识到，该书的初衷是让大家学到一些终身受益的方法，而非仅仅为了解决眼前的困境。

您可能会问："要是我无法完成这些练习，该怎么办呢？"

对此，我的回答是：这绝对不可能！因为练习都十分简单，不仅可以跟着音频或视频进行练习，还可以通过书中相关的解释去理解这些练习。您需要做的就是每天抽出大概三十分钟的时间去完成。如果您说"可是我甚至连三十分钟的时间都没有"，那么我想说的是"可能这正是您睡眠问题的部分原因所在"。首先，通常在这三十分钟里，您很大一部分时间将用来睡觉，因此它不是全部用来进行练习活动的。其次，我们还有机会重来。留一段专属于自己的时间，这对于重获高质量睡眠是至关重要的。我所说的专属于自己的时间，并不是用来消遣娱乐的，而是花些时间独处，去聆听内心的声音，去理解自身的需求。

当我们睡不好的时候，会感到昏沉、混乱、悲观！

这时，哪怕仅仅是向前走出小小的一步都需要努力，哪怕是做出最细微的动作都需要勇气。生活就像一场战斗，一场抵抗内心疲惫的战斗，一场为了保持专注力的战斗，一场为了相信他人的战斗，一场为了还能再露出微笑、为了重拾热情的战斗。我们像个泳者，在生活中逆流而上。"今晚我肯定睡不着""明天我肯定会更累"，这些念头像一把可怕的达摩克利斯之剑[1]时刻悬于头顶上。就像西西弗斯[2]，他用力地将石头推向山顶，虽然知道它将会从另一边滚回山脚下。我们迎击白昼，又熬过夜晚，第二天一切又要从头开始……

无论如何，还请花上几秒钟想象一下：如果优质睡眠重新变成了一种常态，你们将感受到什么？那将会是一种生命本身的轻盈、一股能量、一腔热情。这热情会让工作或任务变得易于完成，甚至变得令人愉悦。眉眼上方的思维迷雾消散了，取而代之的是被渴望引领着，所有项目又变得简单起来。总之，一切都会变得更容易。

---

1 达摩克利斯之剑：通常代表拥有强大的力量非常不安全，很容易被夺走，或者简单来说，就是感到末日的降临。

2 西西弗斯：他是希腊神话中的人物，是科林斯的建立者和国王。他甚至一度绑架了死神，让世间没有了死亡。最后，西西弗斯触犯了众神，诸神为了惩罚西西弗斯，便要求他把一块巨石推上山顶，而由于那巨石太重了，因此未到山顶就又滚下山去，前功尽弃，于是他就不断重复、永无止境地做这件事。

正如你们所知，寿命会延长，身体会更健康，生病次数也会大大减少。

如何使用这本书？

本书共八章，对你们来说，这伴随的是为期八周的任务。我们将用短短两个月的时间，一起为你们的失眠打造一个持久有效的解决办法。如果您时常迷失方向，抑或生活的苦难使您意志消沉，这没什么大不了的，哪里跌倒就从哪里爬起来，继续完成这本书里的任务。如果您花费了三个月而非两个月的时间去学习如何睡个好觉，也是完全没有问题的。

周周相继，你们将学习许多新东西。第一周，你们会发现催眠可以让自身放松下来进入睡眠状态。第二周，借助放松疗法，你们将会学习如何在白天使自己松弛下来，以便可以在晚上更好地入睡。自此，你们的内心将更加平静，对自己的睡眠能力产生更多的信任感。取得这些初步进展后，你们将学习如何改变生活节奏，如何通过调整呼吸来停止胡思乱想。你们不会再去预判失眠这件事。其实，很难一下子解释清楚你们将经历的所有状况。但要知道，我们将使用的方法包括催眠疗法、瑜伽、冥想、心脏连贯性训练疗法、白噪音和放松疗法。在本项目的最后，你们将学会实现真正的自发性入睡，而不再需要这些技巧！

从第一周开始，你们便可以使用音频进行练习。你们可以借助扬声器或新型高保真音响设备来播放随书附赠的光盘中的音频。

现在，是不是睡得不好？那么就来一步步地改善睡眠。你们所要做的，只是抽出一些时间，完成一些任务，这样有助于获得优质睡眠！准备好了吗？让我们开始吧！

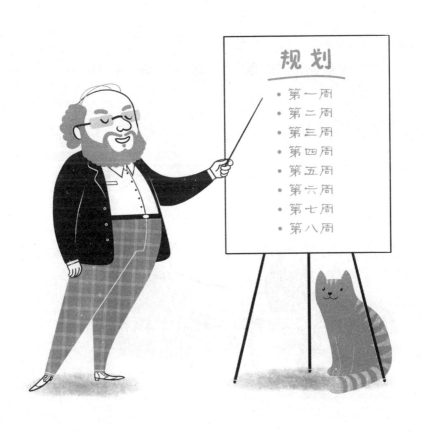

第一周

通过催眠，我学会放手

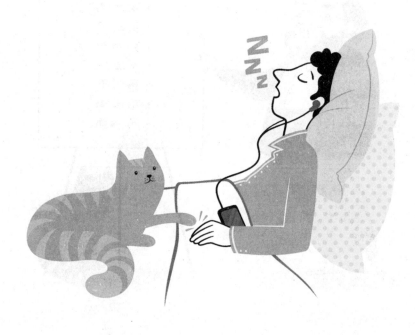

　　你知道临睡状态吗？其实你体验过很多次这种感觉，就是睡前的一种临界状态。在这种状态下，随着渐渐摆脱日常的想法，我们忘记周围的声音，并产生一些模糊的、不可思议的想法。我们会看到一些颜色、画面，就像梦中星星点点的画面。有时身体突然惊动，像是从什么地方跌落，然后又慢慢睡着了。临睡状态对睡眠来说十分必要，它是清醒和睡眠之间的一种过渡，是我们在试图摆脱失眠时，拼命寻求的放松状态。

　　为什么催眠对入睡如此有效？是因为它与这种临睡状态非常相似。当你进行催眠时，伴随你的声音可以使你从外界抽离出来，专注于你的内心感受。这有些像在冥想时，你会越来越专注于当下。引导的声音在你脑海中越来越清晰，它引导着你慢慢从有意识状态过渡到无意识状态，自此，它开始让你幻想并感受一个只存在于你大脑中的世界……在催眠中，外界逐渐消失，精神踏上了通往潜意识的旅程。之前，我们曾提起催眠入睡：这是对语言的过度使用。催眠更像是一种睡眠的序曲，也就是我刚刚提到的临睡状态。而从催眠入睡到真正的睡眠仅需一个"响指"而已。

　　也许你想体验一次？你想让我带你进入"神游"

吗？我建议你阅读下面这篇简短的催眠文章来实践一下。由此，你将获得催眠初体验，这会使你见识到它的潜力。本书中的音频将带你踏上更远的旅程。

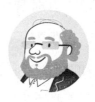

"神游"？你是说"神游"吗？

一些患者和一些在社交媒体上收听我课程的网络听众，有时会告诉我，他们在听到这个词时会感到不适，这使他们感到害怕。可以肯定的是，它确实包含以下多种隐含意义：如狂怒状态、失控，等等。这个词本身就包含了双重含义。中世纪时，"神游"一词是指着凉并引发了致命的结果（被冻僵），同时这个词也指梦境，尤其指为爱痴狂。此处适用第二个含义，指催眠中的"神游"——十九世纪作为英语单词，被重新引入法国，但保留了我们古法语中的含义。这种"神游"起源于正面情感唤醒，包括对舒适性、自我逃避的唤醒，当然，包括它所带来的一切愉悦感。因此，请放心，无论"神游"

一词的意义为何，它在催眠领域所指的只是"神游"，是一种极度的放松和平静。进入"神游"需要循序渐进。一方面，只要稍稍费点力气，你便可以脱离这种状态。另一方面，对于大多数人来说，头几次"神游"程度会很浅：要经过规律的练习才会进入更深层的"神游"。

所以，不用害怕失去控制，因为你随时可以重新掌控自己。感到愉悦又会带来什么风险呢？

那么，我们开始了，让我们从使用手册开始吧！别犹豫，来一起分享吧，这是一次有趣的体验！

轻声阅读这篇文章，请平心静气、慢慢地阅读。尽可能久地保持平静，直到真正地平静下来。注意，只有当你想闭上眼睛或已经闭上眼睛时才能停止。不要过多地关注你身上发生的变化。不要犹豫，尽可能多地重复阅读，以便进入"神游"。如果阅读时感到困倦，那也没有关系。

开始：我正在读这些话语……不费吹灰之力，我的潜意识将字转化为词语，将词语转化为句子……

句子又变成了想法，而想法变成了林林总总的思维梦境。

与往常一样，句子读得越多，就越无视周围的世界，最终忘记了去看。随着听到自己读出的话语越来越多，我甚至忘记了去听。我全神贯注于自己的阅读，感觉自己处在一个气泡之中，一个自己想象中的气泡。

我感觉自己的身体更加舒适，可以更专心地阅读……

我感受着大脑的专注，以便可以紧紧追随文章的进展，追随自己感觉和意识的转变。

随着越来越专注于阅读，我感觉呼吸变得越来越缓慢、越来越沉重。

我已经猜到了我将去往何处，我感到更放松、更稳定、更平静。

随着思绪越来越轻盈，我感到整个身体似乎越来越沉重。

我听到自己的声音，或者说我感到它围绕着我。我继续阅读着……

有时我感觉到时间的流逝，一转眼便又忘记了……

我感觉到手指握着书的触感……

我感觉到它们的疲倦……

手指倦了，几乎有点麻。

随着字连成串，组成词，句子接连不断，我感觉到视线中的倦意越来越浓……

不知道为什么，也不知从哪一刻起，我忘记了分心，变得专心致志……

疲倦慢慢累积，要是不知道何时以及为什么会分心，那我何时会知道我的精神在别处……

当不再关注词语，当句子看起来更长，当疲倦袭来时，我可以自主入睡了。

此外，还会感受到以前很少感受到的东西。时而混乱，时而放空思绪。有时，是费点力气去弄懂没有必要为了进入"神游"而搞得这么疲惫。

"我自主睡着了。"这意味着什么？随着"我自主睡着了"这句话映入眼帘，为什么它在我的脑海中回响？

我可以半睡吗？我现在感受到的是半睡的感觉吗？我最终的入睡程度是四分之一吗？某种程度上，我的入睡程度是四分之三？如果我刻意不去关注自己是否睡着，我会何时进入梦乡呢？小睡一下还是睡熟一些？再睡沉一点儿吗？

阅读仿佛变得有些困难，又似乎想要停止思考。某些时刻，我被自己的胡思乱想引领着，一定是潜意识在讲话了。

当思绪哪里都不去时，它会去哪儿？我的意思是：现在如果停止思考会发生什么？

思绪会在月球，或者在云端。当它不再停留于地面上时，就会发生这种情况。为什么在某些时候，某些想法会不请自来呢？思绪飞得越远，就越无法抓住它们。

是什么时候进入"神游"的呢？在阅读时想到其他事情的时候吗？当目光在词语和句子之间游走的时候吗？对阅读和思考感到疲倦的时候吗？

这种悄然而至的感觉是什么呢？催眠也许会令人停顿，随即又以另一种形式开始。抑或是相反的情况。但是，在这种互逆过程中，我的话语将不再是我的……

我们可以想象，现在说出的这些话语，是别人用他自己的节奏写出的我之所想，用我的嗓音来讲，这是件很奇特的事。

当我阅读时，我内心的声音在对我讲话，毫不费力，它不是我的外在声音，它们截然不同。当我用内心的声音讲话时，我便回归了本我……

当然，眼睛的疲劳也使我回归本我……

我无法忽视眼皮的沉重，正如我无法忽视一整天积攒下来的疲惫……

我牢记着不要去思考，因而当我从有意识的想法中抹去潜意识中的明显事实，我回归了本我……

我越是疲劳，就越能回归本我……

每当我努力追随这些话语，我便渴望摆脱。

摆脱后去往哪里呢？当然是回归本我。

在我内心重复同一个词的次数越多，它于我似乎越没有意义。但也许随着不断地说出它，我自己就会摆脱了，渐行渐远。

当我想到一张床时，甚至当我尽量不去想一整天积累的疲劳，不去想这个随着时间的流逝而变得越来越沉重的身体时，阅读中，我已忘记了时间。当我不再去想这模糊了视线的疲劳时，我真的忘记了时间。一想到疲劳，为什么手里拿着的这本书似乎变得更重了……

为什么手会感觉到累，而手指几乎像是睡着了，为什么疲劳会给身体带来这种沉重感？ 为什么我感觉更加心不在焉？

催眠是从什么时候开始的？是我读书的时候？是我

全神贯注于阅读的时候？是我的思绪停顿又恢复的时候？是我停止思考的时候？还是在我已经不再思考的时候？为什么会这么疲倦，这么沉重呢？ 沉重的手、手臂，沉重的思绪……

当我读到这些话时，我的意识会随着另一条思维的轨迹前进。当我乘火车时，在火车的噪音和颠簸中晃来晃去，我经常停下来一会儿，不再阅读和思考。我开始幻想，思绪飘向远处，有时候又会重新睡着，仿佛我再读下去的每一句话都会加重眼皮的沉重感。我来到月球上，我去到别的地方，我读到的这些文字使我的潜意识里出现了这些新奇的感觉和画面。

最后，阅读这篇文章时，我的声音似乎在心中回响，我的灵魂仿佛离开了自己的身体，去到了另一个现实中。心中涌现的词汇令感觉、画面、声音如烟花一般绽放。随着逐渐深入内心世界，我已处于"神游"。

闭上眼睛，现在开始吧……

你感觉到了什么？比如这种循序渐进的感觉？我们停下来开始幻想，这是催眠中的"神游"。当然，随着你再次阅读这段文字，或者在录音里听到我的声音，这种"神游"会更加深入。一开始，你可能只是想进入天马行空的想象，渴望极度的放松。但渐渐地，你越来越沉迷于这种感觉，这种停止思考的状态非常接近于睡眠。

什么是催眠，为什么它会让我入睡？实际上，对于描述"神游"是有一点困难的。因为每个人的体验、感觉、经历都是各不相同的，而"神游"的程度也会因人而异。如果你已经练习过冥想、自我修养或瑜伽，那么你会对此很熟练。催眠会将我们从外界抽离出来，继而使我们置身于一种特殊的状态，即"神游"。它会让我们感到极度放松，也会使你的潜意识更容易运作。除非你拒绝，否则只要花时间练习，每个人都可以使用这种催眠术。有些人会从一开始就进入非常深层的"神游"（几乎失去感觉，睡着了），而另一些人会感觉到一种真正的愉悦，一种随着练习而加深的放松，就好比在催眠时会进入越来越深层的"神游"。无论对谁来说，催眠都会产生一些无意识的效果，例如无需费力即可放松，止痛（将自己从疼痛的感觉中抽离出来），按照意愿改变思想或行为。在催眠状态中，我们能够更轻松地发挥一些潜在能力（保持平静、专注、入睡的能力），虽然在有意识的状态下我们也拥有这些能力，但是却很难发挥出来。伴随着催眠的声音几乎取代了我们的思想，我们会经历内心强烈的体验和变化。当然，在任何情况下，如果这种体验使你感到不适，稍稍花点力气便能让你睁开眼睛，从"神游"中走出来。如果说催眠是一种用来放松和自我改变的有效方法，庆幸的是无论如何它都不会让你做出突破你的道德底线或者失去理智的事！

简而言之，通过定期的催眠练习，你将学会：

* **保持身心的极度平静**，要做的只是跌入梦神墨菲斯的怀抱，抑或，对我们来说，倒不如说是睡神修普诺斯的怀抱，其名字甚至都在提示催眠术对你是多么有用。

* **在潜意识层面改变你的信念。**你认为自己失眠了，那便真的失眠了。确实，正如我们经历过的那样，对失眠的预期焦虑会催生最初的信念并使之成为事实。我害怕睡不着，这令我紧张，而越紧张就越难以入睡，继而加剧对失眠的恐惧，会变得更加焦虑。如此周而复始，会陷入恶性循环。就像

许多其他心理障碍一样，失眠其实是一种病。原本一直以来，你睡得都很好，直到某天晚上你告诉自己你再也睡不着了。你需要改变那些让你失眠的潜意识层面的信念。

像所有可以让人放松的方法一样，催眠会产生两种效果。它会强化你的副交感神经系统，也就是我们的"压力制动器"，让你逐渐变得平静。更重要的是，当放松下来，就可以适应任何的压力、恐惧、焦虑，对任何人来讲都是如此……因此，通过睡前放松，你会摆脱对失眠的恐惧，就像对过敏原实现了脱敏一样。催眠会让你摆脱心理影响，从头脑中抹去你施加给自己的心理暗示，这种心理暗示使你深陷失眠的痛苦。

另外，"神游"将使你学会放手。如今我们随处可以听到这个词，它似乎有放弃克制或者听天由命的意味，然而它体现了当今社会特有的必然性。我的意思并不是说要放弃内省和智慧，相反，这种自愿的放手有益于自身健康。一直伴随你的焦虑、担忧，会不停地侵害你：你预见到问题并试图解决它们，你担心你的未来，担心所爱之人的未来，你用过去来鞭策自己，一直努力做好每一件事，你努力保持良好的道德和品行，你很在意别人对你的看法，有时会受其影响……所有这一切都源自大脑的克制！持续地自我审视、自我管理，严格地要求自己。简而言之，克制会让你执着于远离感觉的生活哲学。那么什么是放手呢？当然是与这一切截然相反的态度。放手，是明白如何活在当下，不要问自己太多问题，多感悟生活，少思考人生，按照自己的意愿去选择和行动，简单而毫不拖沓。比起思考人生，体验生命是多么美妙！这就是催眠或许能带给我们的。尽管以上提到的所有这些忧虑为你的失眠埋下了种子，但催眠可以教会你洒脱地睡个好觉。

重复收听音频来入睡或做练习，你必定会进行自我催眠。这具体来说是指什么意思呢？简单来说，无论何时何地，你都可以在两三分钟内进入极度的平静。

再者，催眠不仅有助于入睡，它还能以一种既定的方式促进舒缓而有深度的睡眠。这种睡眠能使我们恢复到最佳状态，对于认知功能和大脑的可塑性有着重要的作用，对于第二天保持良好的精神状态、维持身体的免疫防御也有效。这种睡眠会随着年龄的增长而减少，并对我们的身心健康有直接的影响。苏黎世大学在牛津期刊《睡眠》上发表了一项研究，通过展示七十位参加试验的女性的睡眠导图和脑电图，强调了催眠对增加这种舒缓而深度睡眠的重要作用。2014年的这篇文章的价值在于它的医学记录。关键之处并不在于对个别案例的研究，而是确定了常数，并排除了将可能的安慰剂效应维度归因于催眠方法。所有接受测试的人——无论她们是否受益于量身定制的催眠课程和为达到研究目的而提出的建议——都被告知，她们将要听的内容对提高睡眠质量很有效。这项研究的总体结果为：将催眠课程与适当的建议结合的方式，可以使深度睡眠时间加倍。我们仍然希望对该主题及失眠人群进行更大规模的研究。相反，几乎所有苯二氮卓类药物都会降低深度慢睡眠的比例。由此看来，催眠不仅会减少失眠的情况发生，还会改善睡眠质量。

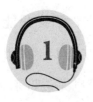 **体验催眠，培养深度睡眠**

如果是释迦牟尼、圣托马斯、约伯或笛卡尔（选择你

最喜欢的人做参考）跟你说这些，你还会怀疑吗？尽管前面提到了诸多益处，你仍然认为催眠术只对别人有用，而对你毫无用处？你需要"亲历为实"。你告诉自己，如果大家都知道这个东西，药店里早就有售了……有这些怀疑很正常，甚至很健康。当我们遭遇像失眠这样的不幸时，会觉得像被判了无期徒刑一样，而临界距离几乎是科学距离，不是一件坏事。你可能会（可能不会）问自己这个问题：如果在床上练习催眠如此有效，为什么学校不把这种方法教授给学生呢？早在 1970 年代就有关于催眠和睡眠的早期研究。十年前，当我在社交媒体上发布有助于睡眠的催眠课程时，当我对患者使用这种方法时，几乎每次都明显效果。很久以后，互联网上随处可见有关冥想、放松、白噪音（可以覆盖其他噪音的舒缓声音）甚至是有关"ASMR（自主性感官经络反应）"的视频。这些方法都有效，科学的运用能够有助于睡眠。

为什么当今在睡眠相关领域的创造性研究只能在互联网上传播？我斗胆说，这些简单的方法不会在市场上营销。它们几乎不需要任何制造成本，也无法带来利润。卖安眠药更有利可图。在我看来，第二个问题的原因在于人们将失眠仅仅与医学联系在一起。出现了失眠问题必须去看医生，让医生做诊断，而且，有时候，身体因失眠而变得疲惫不堪，需要药物治疗。我绝对不反对使用药物（安眠药、抗焦虑药、抗抑郁药）：在缺少专业具体指导的情况下，吃药通常是人们唯一的求助手段，而寻求专业睡眠医生的帮助，虽然更可取，但很少见。我们通常从祖母疗法开始（凉茶、植物胶囊）；然后尝试使用多西拉敏（用作安眠药的抗组胺药，无需处方即可在药店出售）；终于在失败后选择去看医生，医生会给我们一些专业的建议和短期服用的药剂，而我们却拖了这么多年。一些幸运的人，在只通过书籍了解到他们为什么睡不好之后，终于在互联网上找到了一个视频或一种有效的方法。而另外一些人则直接放弃了，并期待着慢慢会有所改变，可是连他们自己都不相信……除非是抑郁症。这可真是令人悲伤的经历，不是吗？浪费了多少年？多么沉重的疲惫感，让你一直感觉只生活在阴影中。当我们知道有真正的解决办法时，所经历的这一切是多么的可悲，且多么的不值得啊。请你停下来，听听这第二个音频，是有关催眠感应的详细讲解。它会让你准确地理解我是如何陪你进入"神游"，你会观察到身心慢慢平静下来。你会精确理解我是如何伴你进入"神游"状

态，你的身体和精神得到了怎样的放松。然后，你会在
"神游"中进入体验和睡眠之间的状态。

 催眠诱导入睡

　　我希望你喜欢这个声音，因为在每次催眠时，你都
会听到它。为什么你会发现所有催眠的开场白都极其相
似？因为同样的话将作为"神游"的提醒，或者说作为
起点，让你越来越快地进入这种状态，直到你不再需要
帮助，因为你将掌握自我催眠的方法。也正是由于这个
原因，你在每次练习中都会发现五到一的倒数，因为你
只要确定一个点、深吸两口气，并在脑海中从五数到一
就行了，你很快就会体验到由催眠引起的愉悦。可能只
需要一两分钟。

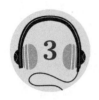

3 带着信心入睡

我们刚刚进行了催眠，你为将要建造的大楼铺设了第一块砖，在接下来的几周里，你会不断为其添砖加瓦，直到建造出真正的睡眠之城。虽然一开始就把所有的帮助一股脑儿地全给你，让你能够不由自主地入睡，但在本书的结尾，我们将教你如何摆脱这些帮助，并回到被遗忘了很久的现实中："我累了，我要睡觉了，我不用做任何特殊的事情，我开始幻想了，然后困意袭来，第二天当我醒来时，精神焕发。"

以下是第一周练习中需要掌握的知识摘要。

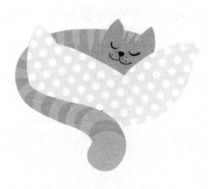

第一周要点归纳

睡眠是一种自然反射。如果我不胡思乱想，很容易就能睡着。如果我开始胡思乱想，想知道我是否能够入睡，如果我为了入睡而做一些适得其反的努力，那么睡眠就会受到干扰。主要问题是：你认为自己已经失眠了。从这一刻起，失眠所产生的压力使原本只是短暂清醒的状态持续下去。

催眠会使你迈出最容易的第一步，进入简单的睡眠，在尝试进行更深层次的改变之前，它只要求你放手。这一周的催眠学习会帮助你快速入睡，并通过一些体验来证明你有能力入睡。催眠舒缓身心，让你放手，做白日梦，不知不觉中完成睡眠的最后一步。重复这个方法，你会更平静，最后你甚至可以练习自我催眠。所以，开始练习吧！

第一周的进程

每晚躺在床上睡觉之前，在清醒的情况下，从音频 1，2，3中选择一节催眠课程（交替进行，如有必要，连续进行两次）。

你对睡眠的自我评估

显然，这个小小的调查表只能在每次练习结束的第二天完成，之后它将成为睡眠指导。你只需记录这一周的入睡所需时间：长（超过20分钟），中等（10~15分钟），短（少于10分钟）

	日期	入睡所需时间
第一天		
第二天		
第三天		
第四天		
第五天		
第六天		
第七天		

第二周

白天放松以使晚上睡得更好

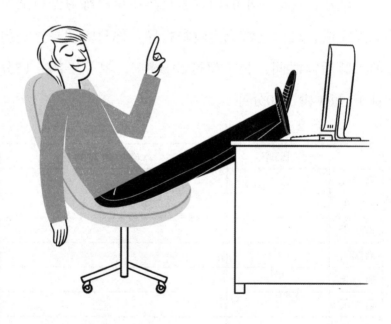

为什么那些练习瑜伽、自我修养或冥想的人最终总是能改善睡眠？当然，结果并不都是立竿见影的，有时需要六个月或一年的时间才能感觉到改善，但改善情况都大同小异：入睡更快、睡眠更深、精力恢复得更旺盛，半夜醒来和梦魇的情况越来越少。

答案很简单：这些方法令人放松，并能够减缓压力。

多年来，"放松"一词一直很流行。

"请把外套放下，坐在椅子上，我给你倒杯绿茶，放松一下！"

"洗个澡，放松一下。"

"运动后，我感到很放松！"

"没有什么比假期更能让人放松的了。"

渐渐地，放松成了身体放松的代名词。然而，效果远不止于此！放松带给我们的益处不仅不同寻常，更重要的是：绝对可靠。

白天，你会积累压力，就好像压力锅的工作原理一样：你白天处于压力下，如果晚上突然间打开阀门，你便会烫伤自己，无法入睡。所以，你应该在白天时一点一点地将压力释放出来。白天拿出一些时间放松，对于改善身心健康非常有效，继而使你在晚上睡得更好，因为你不再将全部的焦虑带到床上。

有一些放松的方法：腹部呼吸法、肌肉放松法、可视化练习和冥想练习。但是你知道频繁的放松练习会带来什么吗？

真正放松、缓解的时刻

这看起来没什么，但是已经很不错了。如果你生活在压力之中，即使压力很大，对你来说似乎也很正常，因为你已经习惯了，更糟糕的是，它成了你的一部分，你甚至将它纳入你的人格特质中。你最后可能会告诉自己，这是无法改变的。"我本身就容易感到焦虑，这很正常。"好吧，当你第一次练习放松时，这言之凿凿的说法就会被彻底瓦解。你意识到，尽管生活不易，但也不需要什么特别的原因，就可以过得很舒服。你的身体得到放松，甚至你脑海中的负面想法也没有那么多了。你变得更泰然，更快乐。任何时刻，无论你的个人经历和先天基因是否让你有这种镇定自若的性格倾向，都没有关系。接下来你会观察到，放松的效果越来越持久。开始你可能会在半个小时内感到轻松，然后是一个小时或者半天，最后经过一段时间的练习，会持续一整天。这完全取决于规律性和练习程度。总之，你感到身心安宁了。

你会渐渐变得"佛系"

在下一章更详细地讨论这个话题之前，我们先做一个简单的描述：我们体内的压力是由自主神经系统管理的。这个系统部署了两个控制器：一个是"压力加速器"，我们称之为交感神经系统；另一个是"压力制动器"，我们称之为副交感神经系统。医学成像和神经科学的进步让人们大体上可以理解：由于副交感神经系统不够活跃，人们才会感到压力。简单来说，人们感到焦虑不是因为压力太大，而是因为不够冷静。

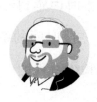

法国人口的压力

当我们感觉压力很大时，其他人几乎也是如此……在33%的社会焦虑人口中，有33%的各种成瘾症人群、20%的抑郁症人群、20%的恐惧症人群和15%有焦虑危机的人群。益普索市场研究公司2013年组织的一项调查表明，甚至在十八至三十五年龄段的人（由学生和年轻工作者组成）中，54%的人认为自己面临着很大的压力。

我们掌握了达到这种状态的关键，因为我们已经证实了放松的练习可以强化副交感神经系统。你越放松，就越冷静。

你也许会说："我已经做了一些放松练习，但并没有什么改变。"我来回答你这个问题：放松的效果永远取决于你所使用的方法（如果你只是舒服地躺着，效果自然不会很明显），取决于你是否掌握这个方法，取决于你练习的规律性。你是每两天做一次练习呢，还是三天打鱼，两天晒网？就像坐过山车一样，次数越多，你越冷静。如果你每周练习一次，那么可能得一年才能获得巨大的成功。如果你只在感到非常不快而为了灭掉心中的怒火时才去做这个练习，那你需要等待更久。所以，我会不断地督促你做放松的练习，以使你快速地进步并让身体平静下来，压力提醒越少，你也越容易入睡。我们会达到双重效果，你不仅学会了冷静，而且睡眠也得到了进一步改善！

你会改掉坏习惯

当我们放松或者面对压力时，会不可避免地习惯于此。这种被行为学家广泛研究的机制被称为习惯。想象一下，如果睡前的一个小时感到巨大的压力。你会不断地推迟睡觉时间，你感到焦虑，胃酸在你的胃里翻滚，甚至感到压抑，而即使看电视、阅读、喝茶，也还是感到焦虑不断增加。"我要睡觉了吗？"你如果在有这个想法之前练习放松，这种由于失眠预期而产生的压力会变得越来越小，直到消失。这就是我喜欢放松的原因，它每次都有效！因为我没有在办公室面对面见到你，我不清楚扰乱你生活的具体困难和大大小小的各种压力，但我要求你每天做几次放松练习，即使是很短的时间，我可以肯定你的压力会一天天减少。我会让你尽情沉浸在平静之中！

方法1：催眠放松法

我不需要向你解释催眠能带给你放松，因为你已经体验过了。身体平静，精神放松，夜里睡眠改善。一次催眠，无论其主题为何，都会带来极度的放松，且通常效果持久。为了方便你练习，我安排了两节催眠课程，每节课只有二十分钟。

第一次练习最好在早上进行（这时你还没有完全从睡眠中脱离出来）。这是一个战略性的时刻，可以让你在平静中恢复活力，以正确的方式开始新的一天。你在接下来的一整天都将受益良多，并平静地面对压力引起的各种问题。你也可以选择在午休时间练习，虽然效果会差一点，但是也不错。

很多人会在晚上把工作带回家。如果你也是这种情况，那么第二节课程将是你在晚上工作或学习后释放压力的闸门。这二十分钟非常值得，因为这二十分钟会让你真正享受你的私人生活，并积极参与到能让你平静下来的治疗中。

在开始接下来的阅读之前，你不觉得最好先测试一下这两节课的有效性吗？我建议你记录练习前后的压力变化，感受身体的不同：呼吸变缓、肌肉放松……

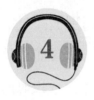 催眠释放一天的压力

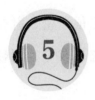 催眠释放工作后的压力

方法2：舒尔茨自体训练法

这名字多神秘呀，不是吗？这种方法是由约翰内斯·海因里希·舒尔茨博士于1932年发明的，作为精神治疗的替代方法，避免患者对长时间的治疗产生依赖。

我们对舒尔茨的研究不做评价，因为如果他的方法有效，他就会致力于发表论文来宣扬这种方法的可行性。在最初的版本中，舒尔茨自体训练类似于自我催眠训练，这是内容丰富且设计很棒的课程，可以与某些冥想方法、可视化方法和呼吸方法相比较。这种方法的原理很简单，可分解为五周的练习，每周关注身体的不同感觉。第一周，分别感受不同部位的重量；第二周，感受身体的热量；第三周，观察各个器官的感觉；第四周，专注于心脏的感觉；第五周，关注呼吸的变化。每周都"品味"这种感觉，例如，概括身体的热量或重量。一段时间后，这个练习几乎会自动让你进入"神游"状态，这就是它经常被比作自我催眠的原因。这种方法很严密，并带来了不可否认的结果，但我们还要对其进行改进，以使它更易于实施，且见效更快。

你需要做的是：每天专注于身体不同部位的感觉。先是感受脚部的沉重感，然后感受小腿的沉重感，然后是大腿的沉重感，再依次感受手臂、头部和躯干的沉重感。做完这些后，让沉重感遍及全身。然后以同样的方式专注于身体不同部位的热感或冷感，并使其蔓延到全身。继续观察其他感觉，例如皮肤与衣服接触的感觉、肌肉收缩感甚至呼吸。十分钟内，你便会达到深度放松的状态。

 自体训练

训练结果	
训练前	
训练后	

方法3：雅各布森放松法（渐进式肌肉放松法）

这绝对是我最喜欢的放松方法！当你因为没有睡觉或其他原因而感到压力时，你的肌肉就会紧张。如何让它们放松？如何找回平静？这太简单了：用尽可能长的时间和尽可能大的力气主动收缩整个身体和所有肌肉。你的肌肉很快就会感到疲乏，并机械地变得柔软松弛。如有必要，我们再重复第三次、第四次、第五次……直到对结果满意为止。这很简单！雅各布森方法永远不会失败：如果你对结果不满意，只需重新开始即可，一旦肌肉放松，身体需要很长时间才能再次紧张起来。所以这是一种效果非常持久的方法。有什么禁忌吗？完全没有，除非你容易抽筋或身体的某些部位比较脆弱。在这种情况下，或者避开相关的地方，或者缩短收缩肌肉的时间，但要增加收缩的次数和总时长。

为了获得佳效果，最好只在紧急情况下，或者面临巨大压力的情况下，使用收缩全身肌肉的方法，并使用书中提到的方法，从脚到头，一个部位接着一个部位地练习。与正念冥想提倡的身体"扫描"不同，它不仅让你专注于身体的感觉，而且还能让你体验和培养一种放松感，因为在每个阶段，你都必须收缩相关肌肉，然后使其松弛。

使用说明

1. 专注于脚部的感觉：温暖、凉爽、沉重、轻盈、肌肉紧张……这样，你便会知道是否有压力，能够更好地感受身体逐渐放松的变化过程，专注于压力以外的其他感觉，专注于当下。

2. 尽可能地收缩脚趾和足弓部位的肌肉。你越用力，稍后双脚就会越放松。

3. 最后，专注于感受这种放松的感觉在体内蔓延：渐渐地，你会越来越放松，甚至无需集中精神便会自动放松。

4. 使用同样的方法放松以下部位：

- 小腿
- 大腿
- 手臂和手
- 颈部
- 肩膀（非常重要的一步，这是所有压力累积的地方）
- 脸（紧闭嘴唇、收缩眉毛和脸颊，做个有趣的鬼脸）
- 躯干

5. 在对身体的不同部位进行逐一"扫描"之后，再次收缩三遍全身肌肉，达到真正的放松状态。你会很累，但也会很泰然。

十分钟就足够用来做这个练习了。如果你需要指导，第七段音频将会指导你，但是在练习时，音频指导不是必要的，无论如何你都可以在没有外在帮助的情况下快速练习。当然，每次都要用0到100之间的数值记录压力大小，以评估这种方法的有效性。

简单声明一下，雅各布森博士是一位美国医生，与舒尔茨相反，他非常值得推荐，他在代表书籍《你必须放松》中发表了他的方法。他强调了心身疾病和肌肉张力之间的联系：当我们压力越大时，肌肉就越紧张，而当我们肌肉越放松时，我们就越能释放压力。雅各布森博士是肌动图的创始人，肌动图可测量肌肉的张力，被特别用于更现代的放松方法——生物反馈，我们会找机会详细地对此予以讨论，因为这是一项非常有趣的技术。

 雅各布森放松法训练指导

训练结果 (用0到100之间的数值代表压力等级)	
使用雅各布森放松法前	
使用雅各布森放松法后	

第二周要点归纳

　　压力是一个循环。身体感到有压力时，我们思想负担就会过重，导致身体产生更大的压力。压力会产生紧张感，必须消除这种暗示才能睡个好觉。

　　频繁的放松训练通过加强压力制动（副交感神经系统）教你学会冷静，并习惯平静，使你对白天产生紧张情绪"脱敏"。

　　放松训练越有效、越规律、越频繁，你就会越快平静下来。

每日计划

　　醒来时：针对一整天的放松催眠（音频4）或自体训练（音频6）

　　午休时间：雅各布森放松法（音频7）或放松催眠（音频4）或自体训练（音频6）

下午3点左右：雅各布森放松法（音频7）。

下班后（在交通工具上或家中）：如有必要，工作后催眠（音频5）。

每天晚上：睡前在床上进行睡眠催眠（自选音频1或2或3）。

总之，白天好好放松，晚上好好睡觉！

在哪里练习？怎样练习？

当然，没人打扰最好，但这不太可能。所以，如果方便的话，一个人在会议室、没人使用的办公室里练习。稍加练习，甚至可以在公共交通工具上使用这些方法。一定要有规律地训练，如果练得不好就糟了。

第2周自我评估

	日期	入睡所需时间	白天的平静程度
第一天			
第二天			
第三天			
第四天			
第五天			
第六天			
第七天			

本周的哪种训练方法最适合你？

你觉得哪（些）天睡得很好？

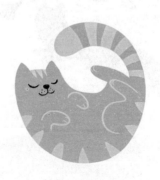

第三周

根据生活的节奏工作

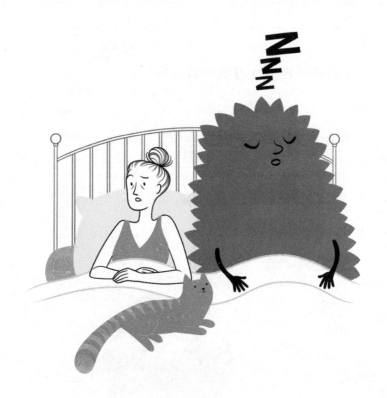

你一定有过这种感觉。半个小时里，你一直在努力让自己睡着。起初充满希望，因为你感到疲倦，你以为自己可以睡着。你试图找一个最舒服的姿势，等待入睡。但是，因为时间不早了，你为了找到最理想的睡姿而翻来覆去。起初，你轻轻地翻身。这种慵懒的感觉最有助于睡眠。然后动作变得焦躁起来。怎么还是睡不着，这该死的睡眠！你开始生气了，然后感到焦虑。尽管下定决心不屈服于诱惑，但你还是看了看闹钟或手机上的时间。你知道，如果你开始看时间，那你就完蛋了。在担心无法快速入睡之后，你便开始了计算——如果我现在睡着，我能睡六个小时、五个小时、四个小时……你感到无比绝望。首先，这个嘲笑你的时钟，它不再显示时间，而是计算睡眠不足的时间和失眠的时间。你尽量不要让自己产生这些想法：

"我再也睡不着了。"

"我明天会累坏的。"

"我已经一个星期没有好好睡觉了。"

"我怎样才能在白天持续工作或学习，晚上解脱，过我的家庭生活呢？"

你越试图不去想这些，你想得反而越多。你感到无助。你觉得你应该在这些想法涌现时保持静止，但当你溺水时，你怎么可能不拼命挣扎呢？然而，你越挣扎，你就溺得越深。

"也许我应该起床，喝杯热牛奶，试试喝点洋甘菊茶或吃片安眠药，但明天我会更累。"

"如果我尝试放慢呼吸或数羊呢……但这太累了，而且对我不起作用。"

然后你会无缘无故地感觉十分孤独。当黑夜掩盖了一切时，除了自己身上发生的事情，还能看什么？此时，你可能对这一天的经历做个总结，对未来模糊或具体的担忧做个总结。此时，你或许会质疑自己，变得缺乏自信。你知道这不是你的错，但这并不能阻止你感到无力……当身心不再让自己开心到陶醉时，你已经焦虑了，而为了知道这个道理，你并不需要成为像帕斯卡那样的哲学家。你开始问自己一些平时不会思考的问题。

"我幸福吗？"

"做什么才会让我幸福呢？"

"我是为这个世界而生的吗？"

显然，当一个存在的问题，无法得到答复时，我们只会更绝望。时间一去不复返，你盯着时钟，被迫体会这种与自己斗争的感觉。但生活可不能这样。被子里太热了，就把脚从被子里伸出来。最后还是不行，又太冷了，必须放回去。躺着睡，睡不着；左侧卧睡，还是睡不着；右侧卧睡，还是没有用；那就尝试趴着睡。这次舒服多了，但依然睡不着。于是这点痛苦就变得难以忍受。你太想睡觉了，想逃离一切疲劳、焦虑、不适、难过、愤怒。

最后，奇怪的是，你的大脑累了，身体也累了，你不再挣扎了，你睡着了。

你睡着了，虽然睡得不够，但是也只能这样了。

当闹钟把你叫醒时，似乎把你从睡梦中拖了出来。那会儿，你觉得可以再睡两个、五个，甚至八个小时！讽刺的是，一天从打哈欠开始了。你拖着自己去洗澡，你希望咖啡或茶能给你带来能量。你就像苦役犯一样面对这一天，脚上铐着铁球。而且，几乎一醒来，恐惧就弥漫开来：今晚会睡着吗？

从逻辑上讲，当你阅读到这些文字并付诸实践时，你的睡眠已经发生了变化，你已经冷静多了。至少，你能睡得更快、更深一些了。当然，我不是要你盲目地相信我，而是随着我们一周接着一周地练习，你可以向自己证明你会成功地睡个好觉。如果没有你每天努力练习，一切都将是不可能的。

我为什么要让你从自己的角度描述失眠的经过呢？有两个简单的原因：

- 我不希望你在这个世界上感到孤独。你所经历的，有一半的人也正在经历。
- 通过阅读本文，你会了解影响睡眠的主要心理因素。你会明白你将要学习的所有内容，都是为了最终找回自然睡眠的状态。我们有很多工作要做，但我们不会落下任何一项，所有的问题都会得到处理。耐心点，我们还有六个星期，你需要一步一步地努力。每周都会取得一些成功，直到重拾你的睡眠。

还有第三个重要的原因。当你患有失眠症时，你的整个心思都在睡眠上。"如果我睡得好，我的生活会变得更好。"其实这是一个陷阱。我们不能偏向于看重夜晚，你的白天决定你的夜晚。在你一天的工作、学习、家务中积累下来的压力，会产生一种暗示，阻碍你入睡。

　　压力到底会带来什么呢？让我们想象一下，你在火车上，一个男人以咄咄逼人的方式接近你。那时，你体内的交感神经系统会促使压力水平提高，肌肉会紧张，呼吸会加快。这具体会带来什么呢？

- 你会保持警惕、警觉，以便快速识别和发现危险。
- 做好准备，让你的身体有足够的力量逃跑。没错，这似乎是个好主意。
- 让你的身体有斗争的力量。这是个不太好的主意，但是，当你别无选择时也可以……

　　一旦危险消失，副交感神经系统就会减缓你的压力，你便会恢复镇定。

　　因此，除非压力在白天不断积累，或者发生了错乱，否则它本身是有用的。想象在某一天，由于你前一天晚上没有睡好，所以醒来的时候你就已经有点紧张和无精打采了。为了尽可能晚起，你调整了闹钟，而且又一遍一遍地将其关闭，至此你已经将当天的日程安排推迟了10到20分钟。从这时开始，已经没有更多的时间做梦了，一切都必须按部就班地进行：淋浴、穿衣、吃早餐、找钥匙等。一切就绪，坐公交或者开车去上班，你很快便到了公司或学校。没有时间与朋友或同事聊天，立刻确定了工作或学习的目标，甚至都没有时间喘口气。通常午餐也以非常快的速度结束，然后你全身心地投入到下午的工作中。还是没有休息时间，或者休息时间很短。你会感觉到疲劳、压力、极度紧张，疲倦在你体内积聚。当漫长的一天结束时，你不能浪费一点时间，否则就没有晚上自由支配的时间了。你急于乘车或开车回家，你为了不在做饭上花太多时间，草草地将晚饭解决了。一旦干完晚上的家务后，你就开始了一系列的工作。然而你还没来得及喘口气，我用的就是这句话的字面意义：你甚至都没用两秒钟的时间来关注下自己，例如意识到你的呼吸——就是这样，是时候考虑睡觉了，然后重复昨晚的经历。问题是你没有时间释放压力，这种因睡眠不足而积累的紧张情绪并不会消失。你感觉像是过着牛一般的生活，行动时摇摇晃晃，劳作时昏昏欲睡。理解这一切并不容易。那么你什么时候才能有时间遐想、沉思呢？更直白地说，你什么时候才能过得开心？于是你把自己拖到床上，多看一些影视节目，第十次在网上做最后的简单浏览，但这并不是真正的快乐……在这种情况下，你无法入睡。即使在周末，你还是会发现家里那些你一周以来都没有时间做的事情：购物、打扫卫生、修修补补……如果有精力，你就会出去走走，因为你需要告诉自己你要好好生活，你几乎没有休息。而星期一一切又重新开始了。

我希望你能认清影响你睡眠的因素。为什么在假期中总是能睡得更好，离开家时睡得更好？我相信你自有答案！

改变你白天的生活习惯至关重要。为此，请你制订一个简单的计划，并像坚持练习一样严格地遵守它。这不需要你费丝毫力气，只需有一点执行它的意愿和一点坚持它的严谨态度就够了。一旦越过了心理障碍，你就会意识到失眠改善了，你工作得更顺利了。简而言之，这是一场温和的变革！

每隔一个半小时休息一次

首先，在智能手机上设置闹钟，每次休息5到10分钟。这符合人体规律：每隔一个半小时，我们就会分心，我们的生物钟遵循这个规律。如果我们到了时间不休息，压力就会增加，注意力会下降，疲劳也会积累。每隔一个半小时休息一下，可确保减少工作压力，以更好地工作。这相当于一项投资，第一天起你就会感觉良好，甚至提高工作效率，休息是绝对值得的。

至少午休一个小时

中午前后，人体的新陈代谢会变慢，需要休息。如果不休息，我们必将付出效率降低和在昏昏沉沉中无法挣脱的代价，而如果我们休息了，那么在接下来的一天中，会充满活力。所以，至少休息一小时。如果可以，请自我放松吧！为此，我向你提供了一个15分钟的简短催眠课程，以便你用来放松（音频8）。如果你只有8分钟或10分钟的时间，没有关系，重要的是你可以在短暂的时间内，恢复精神，重新集中注意力。

最好小睡一会儿，并在简短的午睡中欣赏优美的催眠音频。对于那些没有条件午睡很长时间的人，我建议你再上另一节课（音频9）来学习如何在短时间内睡觉。简短午睡的好处：精神得到很好的恢复，可以在一定程度上补偿失眠，并且不会干扰你的睡眠节奏。

8 通过催眠 快速放松

 9 通过催眠获得恢复性午睡

设定强制性工作结束时间

你需要给自己设定一个合理的、站得住脚的目标，这样你就可以每天停下工作，对自己说："我做得很好，明天继续，我问心无愧。"当下班提前时，我们常常心存愧疚，因为我们认为本可以做得更多，我们总是强烈地感觉被工作束缚着。

专注于工作时间

如果你愿意，花点时间想象一下六十年前的工作环境：没有电子邮件、没有笔记本电脑、没有手机……当一个高管工作时，他一次只做一件事。他有自己的办公室，他的秘书为他过滤外界的信息，没有不必要的电话。你现在的工作环境或许是在一个开放的空间里，噪音和时不时的吵闹使你分心，固定电话上的电话、手机上的电话、网络会议、线下会议，以及总是堆满文件的办公桌，就像在后台使你产生愧疚的提醒。你回复了客户，然后处理紧急情况，再尝试完成一份旧文件，但你已经被需要紧急信息的同事打断了。你又打了一个电话，又发了另一封电子邮件。你干了不少活儿，但收效甚微。你的注意力已经分散了，你感到有压力，混乱的大脑不知道该转向哪里。好像你并没有做很多工作，你开始想到那些深夜的时刻，那时你能够真正地继续前进。你会告诉我："晚上和早晨都很清净，没有人打扰我。那个时间很值得利用，我可以把我的笔记本电脑带回家工作，或者在周末或晚上的时候远程办公，那时候我会将工作做好。

"你知道，下班和三十五小时工作制在我的行业里并不存在。我只是希望我可以在假期停止工作，但我知道如果我不这样做会发生什么。我必须在离开前快马加鞭，一旦回来，就要在两周内不停地将急需完成的工作赶出来。

"方便的是，现在我节省了交通时间，我可以继续在平板电脑和智能手机上工作。

"到了晚上，我很难停下来，我想着工作，想着我还有什么要做的……"

停！

在这种情况下，没有人能保持冷静和高效。帮自己一个忙，专注于你的时间：没有什么比这更简单了，甚至你的老板和同事也不会因此而小瞧你，请你从本周开始落实这三个指令。我客气地对你说是"指令"，但你会知道我并没有强迫的意思，我只是提出一个为了让你拥有生活平衡的强制性要求。

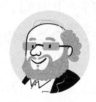

要求1

每天只在电子邮件、电话和网络会议上花费两个小时。可以是早上一个小时，下午一个小时。任何要求都需要花费掉半天的时间。

要求2

在每个工作时间段，只做一件事。从本周开始，你有必要花时间快速思考，看看如何正确地安排你的活动。

要求3

如果你的工作真的不允许你这样做（在这一点上你必须对自己诚实），试着尽可能接近这种安排模式。越慢的人越健康，健康的人走得更远，走得更远的人睡得更好！总之，你会明白，你要慢慢来，一次只做一件事。这是保持高效和平静的秘诀，也会使你晚上睡得好！

你会说这需要计划一下时间，没错！所以这里提供了一个典型的安排总结，我希望你能在练习的同时采用它：

白天的节奏

9:00—10:30：只做一项工作

10:30—10:35：真正地休息，走出工作区，活动腿部和头部。

10:35—11:30：处理邮件和接听电话

11:30—13:00：花时间吃饭，给自己休息、午睡或放松的时间。

13:00—14:00：做第二项工作

14:00—15:30：做第三项工作

15:30—15:35：真正地休息

15:35—17:00：如果是三十五小时工作制，做第四项、也是最后一项工作。

如果不是三十五小时工作制：继续休息，然后做第五项工作。

晚上的节奏

我已经想象到，你一定会说："不是吧，你不会要告诉我晚上要做什么吧？！"

没错，是的！

本书这部分的目的是让你学会在晚间做一些愉快的事情，并使其与良好的睡眠相兼容。我们将了解所有应避免的错误（实际上有很多，而你几乎全部实践过），以及一种简单且非强制性的安排。

不要运动！

这是温斯顿·丘吉尔的座右铭，他丰满的体态毫不掩饰地表明了他对不运动的宣扬。当我告诉你不要运动时，其实是晚上不要运动。事实上，如果在白天运动，对健康有益（每天两次十五分钟的步行与轻度抗抑郁药的效果相同），那么在晚上运动带来的效果就值得怀疑了。运动引起的生理变化和它所产生的兴奋经常使人在接下来的很长一段时间内都无法入睡。所以，对于那些喜爱运动的人来说，最好在周末的白天、工作日的午休时间或早上运动。同样，避免在晚上从事会让人兴奋的活动（戏剧课、舞蹈、写作等）。对此，你比我更了解，有些活动会延迟你的就寝时间。如果你保留这些习惯（是的，生活不必枯燥无味，而且并不能因为一条建议好，你就非得遵循它），那么可以尝试调整时间。计划两小时后上床睡觉，在此之前不要上床，你会觉得自己很失败。也可以尝试紧接着做一些平静的事情，比如洗个澡，但是不要睡觉。

要有光！或者不......

科学研究越来越强调这一点：光线是影响睡眠的重要因素。我们分泌的褪黑素会提醒身体，我们需要睡觉。如果由于某种原因（年龄、时差、工作时间不稳定、夜间工作、智能手机的光线等）而导致其分泌减少，那么就很难入睡了。我们将看到，理想情况下要遵守哪些准则，然后将它们调整为适合二十一世纪男女的更现实版本。我更相信务实的解决方案，所以我相信你会落实这些方案，而不是虔诚地只在心里想象，那样会适得其反。

闻鸡起舞

理想情况下，应该随着日出而起。实际上，如果阳光照在你身上，你可以缓缓地从睡眠中醒来，这样你就可以温和地从深度睡眠阶段过渡到浅度睡眠阶段，然后慢慢醒来。这样有什么好处呢？

- 我们醒来时会精力充沛，精神愉悦。简而言之，再也不必情绪不佳地开始新的一天了！

- 第二个优势更为明显。早上，我们接触到的光线都会抑制褪黑素的分泌，而褪黑素又会在晚上分泌得更早、更多。所以早上晒的阳光越多，晚上就越想睡觉。

如果你有遮光窗帘、轻薄的百叶窗，它们能很好地为夜晚提供必要的黑暗，但对你的醒来没有一点好处，如果你只是拒绝让太阳决定你的睡眠时间，你可以这样做：

- 购买黎明模拟器闹钟。目前这种闹钟售价不高。它的工作原理为：在你所设定时间的前几十分钟，闹钟开始发光，起初非常微弱，然后越来越强。最后，闹铃响起（测试一下鸟鸣，它比铃声好得多，并避免了你在新一天开始时便有愤怒的情绪）。结果表现在：你可能会提前十分钟醒来，但比平时更有精神和活力！这说不定是减少喝咖啡的好机会。

- 对于一些人，尤其是那些怀疑褪黑素比其他人分泌得少（或者沉迷于流媒体平台和网络游戏）的夜猫子，有必要进行第二项"投资"：光疗。你可以买一个简单的光疗灯泡安在灯罩里，或者购买稍贵一点儿的光疗灯。以下是一些购买建议：
  - 买一盏功率足够大的灯，可以在半小时内生效。
  - 使用价格实惠、更环保、更耐用、体积更小的LED灯，可以避免最后因为受热导致脸颊发红。
  - 不要使用光疗眼镜，因为我们不清楚它对视网膜有什么样的影响。

如何使用光疗灯呢？将光疗灯安装在离你不远的地方，最好五十厘米以内（在餐桌上或浴室内）。如果型号好，照半小时就足够了，光疗灯的作用将与黎明模拟器的作用相结合，可以让你更轻松、更早地入睡。另外，如果冬天使你情绪低落（你并不是唯一在冬天情绪低落的人，三分之一的人和你一样），你可以从初秋到春天回归的每一天早上都使用它，你会忘记每年习惯性的情绪低落。告别忧郁！告别失眠！告别疲劳！告别冬天的沉重！和它们说再见！

既昏便息

我们的生物钟大约以二十四小时为周期编程，特别不适应技术发展。理想情况下，晚上应该很少或没有光线，正是因为光线刺激了褪黑素的分泌减少。所以，准备好回到烛光下了吗？冬天晚上八点睡觉怎么样？不，这太不现实了！那么该怎么办？

- 在晚上降低灯光亮度。这很简单，关掉几盏灯，调低调光器或者对家庭自动化电器进行设置。如果你在晚上早一些时候打哈欠，不要感到惊讶！

- 只有没有犯过罪的人才有权利扔石头。我知道让你们与智能手机、笔记本电脑、平板电脑、电子阅读器等等，分开是多么困难，但是，如果晚上把它们放到一边，不就可以做点更有用、更愉快的事吗？和家人交流，看一部好剧或一个好电影，泡澡，和孩子们一起玩耍，玩棋盘游戏，听音乐……会睡得更早。不要只为了查看或回复消息而在夜里醒来。没错，我相信你已经这样做过了！在看手机或其他电子设备时，它们发出的蓝光会使你的睡眠延迟半小时，所以你至少应该做到这些：

—每天晚上一回到家，就**把手机调成勿扰模式**。这样，你就不会被一些通知、短信和可能会在夜里打来的电话打扰。

—将手机设置为**夜间模式**。这个模式有限制蓝光（能抑制褪黑素的分泌）的效果，这样做降低了影响，已经不错了，但是还不够。

—睡前半小时，**关闭所有电子设备**！我允许你讨厌我，因为这样做是为了你好。将你的智能手机和平板电脑放到床头柜里以避免它们极强的诱惑，你要对自己诚实！

—如果过于沉迷于网络，**切换为看电视**！如果无法抗拒社交媒体视频的诱惑，如果电子邮件、社交网络削弱了你的意志，可以通过手机、平板或笔记本电脑在电视上投屏。使用4K电视，或高清电视，效果会非常棒，而且会极大地限制蓝光对入睡的影响，因为你的脸不会离光源太近。

—**隐蔽光源**。选择可以关闭屏幕的闹钟。如果电视或电子设备上有发光二极管，用黑色胶带将其遮盖。

—**使用眼罩**。你不能总是把所有的灯光都隐蔽起来，也不能阻止你的另一半看书或看电视。

体验从热到冷

我尽可能从字面意义上来解释一下这句话。身体在入睡时需要散发一定的热量。你肯定已经通过洗澡来放松了，这绝对是一个好主意，但最好不要在睡觉前这样做，因为它会使身体再次变暖。虽然喝热饮似乎是个好主意（它会导致身体出汗并因此降温），但最好避免这样做，因为你肯定不想只是为了小便而在夜里醒来或早上醒得太早。著名的凉茶是一种非常利尿的"祖母方"，但只要夜壶不像眼罩那样再次流行，凉茶也不适合在夜间饮用！显然，如果你住在一个炎热的地方，就得用风扇，但为什么不在夜幕降临时，开空调入睡呢。

只要做出一个反应就行了，睡觉前5到10分钟，在浴室洗漱时，**给你的房间通风**，这通常足够使你的身体在睡觉前冷下来。

但什么事都不简单，你使身体感到冷的同时，也要保证手脚的温暖。你肯定见过穿着睡衣、袜子和睡帽的男人形象。这样穿十分有效。建议大家在现实生活中就这么做。

穿睡袜是个好主意。除非你的另一半十分讨厌它！

安静

睡得好不仅仅表现为快速入睡和夜里不会醒来。它也意味着高质量的睡眠。为此，你不仅要遵循你的生物节奏（稍后我们会谈到），还要注意周围的声音环境。有些人认为噪音不会打扰到他们。这是完全错误的！我们在持续的声音（风扇的声音、背景音乐等）中可以睡得很好，但是不连续的噪音（汽车、不礼貌的邻居等）会使人醒来，从而严重扰乱睡眠并令人难以再次入睡。那么有没有解决办法呢？你可以根据个人情况在以下方案中选择：

- 住在城里，**安双层玻璃**，虽然贵，但并不奢侈。
- 轮廓泡沫**耳塞**比古老的蜡溶液更有效、更卫生。再提一点建议，耳塞需要定期更换……或者选择可重复使用多年的定制硅胶耳塞，三十分贝以下真的非常好。我们经常担心在使用耳塞时听不到闹铃，那么就在白天做个快速的小测试，来确定闹铃或手机的音量大小。带着耳塞，你可以清楚地听到七十到八十五分贝的闹铃声。

- 使用**降噪耳机**。借助可记录外部声音的麦克风监听噪声，设法通过电子线路产生反向声波，将噪声抵消。这种耳机有很好的，也有很一般的，你可以好好比较。为方便起见，最好选择入耳式耳机。你可以使用它来收听本书中的音频、柔和的音乐或白噪音。它特别适合那些仰睡的人，因为不会产生任何不适。

- 利用**白噪音**。靠近洗衣机，你几乎听不到任何声音。白噪音是诸如雨声、海浪声或河流声之类的噪声，它覆盖了所有波长，从而掩盖了其他噪声。你可以在身边播放白噪音。一些非常昂贵的机器可以播放白噪音，然而你手机上的扬声器便可以做到这一点。例如，你可以在社交媒体上找到大量信息。选择好了喜欢的声音，你会感觉像是进入了另一个宇宙，仿佛置身于一个与世隔绝的气泡中，非常舒适。

生活节奏

　　睡眠无法恢复，或者恢复得很少，或者非常糟糕。从二十五岁开始，情况更糟。恢复性急剧下降，这是我们衰老的第一个迹象！睡懒觉很舒服，我时不时装作睡个懒觉，但是这没有用，甚至会影响睡眠质量。为什么呢？首先，对于身体的恢复，它完全不起作用。但问题是，工作日你每天晚上十一点睡觉，而周末却从凌晨一点睡到第二天十一点，就好像你每周都会有时差。也正是这个原因，你在一周里都没法睡个好觉。最后一点，夜间最具恢复性的时间是睡眠的前几个小时。在此必须重点说明：我们这里说的不是你在特定日期就寝时间的前几个小时，而是你平常就寝时间的前几个小时。回到前面的例子，当你在凌晨一点上床睡觉时，鉴于你每周的习惯，你会错过晚上十一点到凌晨一点之间的两个最佳睡眠时间。因此，在吃周六的早午餐时，你不得不喝下两杯咖啡。这很好，但是它不起作用。那么我们应该怎么做呢？

- 不要对睡眠时间讨价还价。**每天的睡眠时间为八小时**。这是不可商量的，否则你会感到疲倦、悲伤、易怒、沮丧、更容易生病、工作效率低下等。
- 周末的时候，**最多比平时晚一个半小时上床睡觉**。按理说应该和平时睡得一样早。

上帝发明了午睡

虽然午睡不能完全弥补睡眠的不足，但是会让你得到一些恢复。你是否知道下午一点左右小睡二十分钟可以让你更冷静、更专注、工作效率更高。是的，你知道，我之前告诉过你，打盹绝不是懒惰的行为。只是记住一点，不要超过二十分钟，否则你会进入深度睡眠，然后在半昏睡状态中毫无过渡地醒来，有时会感到恶心！此外，在这种情况下，你的睡眠节奏会受到干扰，从而增加晚上入睡的难度。以下是两种可以达到最佳午睡的方法：

- 如果你"会"打盹，那么你手里拿一本书，当你醒来时它从手上掉下来了，就证明你已经睡好了。

- 如果你"不会"打盹，音频中提供的催眠课程将助你达到目的。一开始的放松效果更佳，你会觉得进入轻微"神游"状态，而不是真正的睡眠状态，但是渐渐地，就进入了睡眠状态。

最后，让我在本周给你一些基本的建议。你可能已经了解过了，但你永远不知道的是：

- 不要用老旧的床垫和床绷。人们常说每十年需要更换一次，但不要忘记这是一个平均值。汗水、负重、材料质量（并不总是取决于所投资的价格）决定了有时你必须在五年后考虑更换。拿开被子，看看床垫上是否有你身体的压痕——糟糕的印记——代表了你醒来时腰椎和背部的疼痛。晚上应该使背部得到恢复，如果你早上感觉身体不如前一天晚上好，这意味着你别无选择，必须更换你的床上用品了。
- 有一半被吵醒的情况和你爱人有关——不仅是打鼾，还有动作和各种噪音……使自己免受声音的影响是个好主意。将两个弹簧床并排放置或使用特殊的床垫（例如袋装弹簧床垫）来避免其中一个人的动作对另一个人产生影响，这是个不错的主意。使用两个分开的被子，这也很聪明。

- 枕头要厚，但不要超过耳朵和肩之间的距离，否则会扭伤脖子。

- 酒精确实能让你很好地入睡，但睡眠质量却很差：夜里醒来、打鼾、睡眠中断……虽然能很好地入睡，但是睡得却并不好，这可不是什么好事！

- 大多数药物（镇静剂、安眠药等）都具有类似的缺点，并且它们可能会产生严重的不良反应，例如驾驶时昏昏欲睡……这是高速公路上造成死亡的首要原因，值得思考！

- 如果你有严重的睡眠困难，请不要在早上服用兴奋剂，对于那些问题不太严重的人，下午两点之后可以服用。不要喝咖啡和茶，也不要喝去含咖啡因的饮料，或者吃巧克力（一块黑巧克力相当于一杯浓缩咖啡）。即使你吃得比较少，也要记住，它是一种兴奋剂。

第三周要点归纳

重要的是要改变一些你已经养成的习惯，随着时间的流逝，你已经不再关注这些习惯。这些改变会调整你的作息，帮助你重建美好的一天，并设定必不可少的休息时间。你还需要在晚上做好一切入睡前的准备：降低房间的亮度，在合适的时间降低温度，考虑周围的环境是否足够黑暗和安静。在一周内固定就寝时间，周末也尽量规律（最多相差一小时到一个半小时），或许你需要在白天小睡二十分钟来恢复能量。

第三周计划

1. 继续第二周的放松节奏，你可以用新的催眠课程变换节奏。

2. 在手机或闹钟上为你的休息时间设置提醒，创建新的白天工作节奏。请在下方注明你打算参考的节奏。

这是你对自己做出的承诺：

_____: 上午休息。

_____: 午休时间 (放松听音频8，午睡听音频9)。

_____: 下午休息。

(_____: 可能的额外休息时间)

交流时间 (邮件，电话……：_____

3. 改变晚上的节奏：

–根据平时的就寝时间，计划关闭电子设备的时间。

工作日：_____

周末：_____

–睡前给房间通风，降低温度。

–工作日就寝时间：_____

根据我给你的范围，周末最晚的就寝时间：_____

–你打算对卧室的光源和噪音做出哪些改变？你可以编写短期或中期改变计划，这些将是你的明确目标。

_____

_____

_____

_____

_____

_____

对于这章你能想到的其他解决方案。

_____

_____

_____

_____

_____

_____

第三周自我评估

本周，除了上周的自我评估之外，你还需要评估以下重要的三点。只有当你真正实现目标时，才可填写此表。

	日期	就寝时间	入睡所需时间（短，正常，长）
第一天			
第二天			
第三天			
第四天			
第五天			

第六天		
第七天		

 新的催眠课程

	白天的平静程度（无，不好，一般，好，很好）	白天有规律的休息	按时下班	睡前30分钟关闭电子设备
第一天				
第二天				
第三天				
第四天				
第五天				
第六天				
第七天				

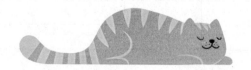

第四周

呼吸使心灵和大脑得以平静

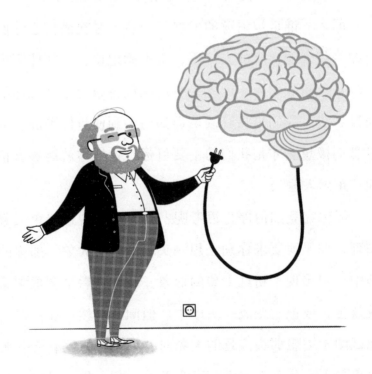

什么是失眠症患者？就是那些睡不着的人。或许你认为这个定义有些简单，没错，是有些简单。但想想看：一定有段时间，你在睡眠上不存在什么问题，睡眠就自然而然地进行。你在什么时候开始有了疑虑？什么时候你开始对自己说："我可能一晚上都睡不着。"如此，在怀疑之中加入了预判；从那一天开始，你感到了睡眠不足带来的疲劳，你已经开始担心接下来的问题了……

那么，谁是被治愈的失眠症患者？是充满信心地面对即将到来的夜晚的人。不，更准确地说：是那些不再质疑自己睡眠的人。因此，本周我们将致力于平息你的消极想法。我们也将继续培训如何做到使身体平静，但平息消极想法才是我们的主要目标。这样你就能够真正地"正确入睡"！

但你究竟如何停止思考呢？也许你听说过粉色大象原理，如果我要求你别去想一头粉红色的大象，那你的脑中一定出现了粉红大象的形象。或许你后来会把它涂成蓝色，或把它变成一头犀牛。但问题仍然存在：每当你试图不去想那头该死的大象时，你总会想到它。一头大象并不十分令人焦虑，因为总有一刻，你会对它感到厌倦，想到别的事情……但失眠，则是另一回事。有夜以继日的焦虑、感到孤独的绝望、注定无休止的疲惫、无法应对工作的恐惧、无法陪伴你的家人……甚至还有那种被抑郁席卷的、想要自我了结的、虚幻而残酷的恐惧。

因此，当凌晨三点你还未入睡，而早上七点必须起床时，不要想着失眠。这说起来容易做起来难，你越是想睡觉，越是睡不着。你越是担心你的睡眠，它就离你越远，而这类的内心对话无休止地上演着：

"不要想你睡不着。"

"嘘，我正在想这个问题。"

"强迫自己有一些积极的想法。"

"可是我做不到，每一个积极的想法，都有一个更有说服力的消极想法！"

那么，如何停止思考呢？让我们以两个诀窍开始，以两个现实的解决方法结束。

两个诀窍

不用时间一直可见的闹钟

你准备一个手机和一个响铃闹钟就足够了。就像体重称只能给你带来体重焦虑一样，闹钟只会让你计算你失眠的时间，还会发出光线使你的眼睛感到不适。大脑需要视觉线索来感知时间的流逝。在漆黑的夜晚，你不知道当时的时间，你就不会在大脑中把疲劳时间加起来。

让你的床恢复原始功能

近几年来，床已经成为一件通用的家具。它取代了沙发，看电视、玩手机或平板电脑时用；取代了办公书桌，工作时用；甚至很多时候，还成为了吃饭的地点。它非常舒适，而且节省空间，因为只要这一张床就够了，但还是应该指出，这带来了一个问题：我们不再为了睡觉而躺下了。我们躺着看视频、刷社交平台、点外卖，即使有了睡意，也要在做完这些之后再去睡觉。是时候让床恢复其初始的睡觉功能了！让床恢复它的功能，成为一个睡觉的地点，这是多么令人高兴的事情啊！但如何做呢？认知和行为疗法（简单地说，这是一种最科学的心理疗法，能够准确判断并在临床上测试其策略的有效性）提供了一个想法。

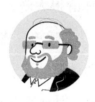

原则

1. 每天晚上都在同一时间上床睡觉，并且只是睡觉。
2. 每天早上都在同一时间醒来，要睡足八小时。
3. 如果醒来超过五分钟，就从床上下来，给自己泡杯茶，进行阅读，不要玩手机……只有在累得要睡着时才回去睡觉。

听起来很简单，不是吗？你可以自己做，不需要他人帮助或监督。通过践行这些原则，你会更快地入睡，因为你会在情感和理智上把床与睡眠联系起来。即便我们没有系统地观察到睡眠时间有所增加，那些应用这一技巧的人也更容易入睡，对睡眠的焦虑更少，感觉自己更健康。这很符合逻辑，床又成了睡觉的地方。因为在固定的时间上床睡觉可以修正生物钟，可以更多地享受前几个小时的睡眠，它们缓慢而深刻，能让你更好地恢复体力。同样，在固定的时间起床，可以避免因赖床而改变睡眠时间（如果你醒得太晚，第二天晚上就会睡得更晚），而且，如果你没有睡够，疲惫就会成为下一晚睡眠的跳板：我们称之为睡眠压力。简而言之，这种技巧是有效的，它并不完美，但它能够很好地调整你的睡眠，找回睡眠的自发性，因为你只在你真正想睡觉的时候才上床睡觉。最重要的是，你不再为你的睡眠焦虑，因为有了固定的睡眠时间表，你的睡眠已经不那么糟糕了。

既然我们谈论在夜里醒来的问题，我认为夜里醒来的原因也值得一提：噩梦。你可能已经注意到，如果你一直做噩梦，那么随着你学习这本书，噩梦变得越来越少了。这很正常，你越是平静地入睡，噩梦就会越少。此外，催眠可以加深睡眠。

更多缓慢而有深度的睡眠往往很少能记起得清梦。

有一种治疗噩梦的有效方法，那就是"心理成象重复疗法"。其原理非常简单：在有意识状态下，你回想起这个噩梦，然后改变它，引入图像、快乐的想法等等。之后，为了更好地将其印在脑海中，你在脑海中重复多次修改后的版本。这很简单，也很有效。有趣的是，在催眠疗法中早已应用这种方法。其优点是在催眠时不需要做出任何努力，而且一般来说变化很快。为了让你体验这个方法的催眠版本，我特地为你录制了一个音频（音频11）。

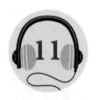 **反梦魇催眠**

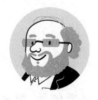

清醒之梦

你是否听说过声称能够在梦中进入精神世界并与其交谈的药师或巫师？这些男人和女人声称能够控制他们

的梦境，并将自己变成图腾动物。如果他们的故事中有些真实性呢？我不会去讨论精神世界的存在，但清醒之梦的存在如今是一个科学事实。如果你看过热门电影《盗梦空间》，你会对我将要讨论的内容有一些了解。清醒之梦是指你意识到你在做梦，并且你可以根据情况决定你的行动，甚至改变故事和设定，你将"处于全能模式之中"。这相当不可思议，不是吗？我们是否能够利用这些清醒之梦来规划自己？在我们的大脑中发明奇妙的东西？治愈恐怖的噩梦？对此我们还一无所知，因为我们不知道多做梦是否对健康有危害。然而，毫无疑问，未来几年将会有一些精彩的答案！如果你想稍微尝试一下（不要太多）：第13个音频中的催眠课程，包含了主要的训练策略。

抗噩梦催眠 推进清醒之梦催眠

如果在过去的三周里，你很好地做了练习，你肯定会注意到，无论是关于失眠，还是关于其他事情，你的多思、思虑和思考都在减少。这很正常，压力是身体和心灵之间的一个环扣。你感觉很糟糕，所以你想得很多；你想得很多，所以感觉很糟糕……如此循环往复！由于你的身体已经放松，你的精神也放松了。但为了更快、更进一步地学习，还要进行下一步……

两个现实的解决方案

呼吸

我测试病人的创造性时，会问他们一个问题："你如何遏制消极的想法？你会做什么去摆脱它们呢？"他们总能想出一些很好的主意，可惜以前却没能用上。最常见的答案是：

"应该分散自己的注意力。做一些令自己愉快的事或想法积极一些。"

"这是个好主意！你可以专注于什么？"

"也许是电视、电子游戏……"

这些都可以，但有一个更好的东西，不那么被动，而且它的优点是在睡前不会引起肾上腺素的分泌：你的呼吸。它总是在那里，你可以察觉到，你只需学会专注于此。正是因为有了它，你才会学着不去思考！

关于呼吸的几个初步信息

呼吸是我们压力的恒温器和温度计。当压力来临时，呼吸加快，往往还会产生一种透不过气的感觉，你会加快呼吸来对抗。这是一个恶性循环。这种过度换气现象使血液中充满氧气，并减少了二氧化碳。结果：心跳加速、肌肉紧张……所有压力峰值都与呼吸有关。因此，它是有效治疗的一个必要过程，你只需要放慢呼吸就可以避免最坏的情况，并且通过充分放慢呼吸，还可以减少压力。如果一个人学会关注呼吸，胡思乱想的情况也会减少。另一个要点是，当你呼气时，你的心跳会减慢，而当你吸气时，心脏会加速。这样，你就能明白，通过放慢呼气来放松是非常有趣的。此外，稳定的呼吸节奏会使心率变慢。

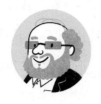

高效呼吸口诀

我慢慢地吸气

我更慢地呼气

我有规律地呼吸

我学会了专注于呼吸

为了更好地学会掌握呼吸并将其应用于打消你的胡思乱想，我们将至少使用五种不同的技巧。

1. 交替呼吸法

2. 腹式呼吸法

3. 心脏共鸣法

4. 478呼吸法

5. 冥想呼吸法

6. 催眠式呼吸法

别担心，不会很多。我将给你详细地解释每一种方法，每一种方法都有其优点，我希望你能好好利用它们，选择你最喜欢的方法，形成你的呼吸风格。

交替呼吸法

这是迄今为止最简单的方法！用鼻子慢慢地、充分地吸气，用嘴呼气。你无需担心，这种交替可以达到缓慢而有规律的呼吸节奏，呼气也会更缓慢。

优点：

简单。

接近于正常呼吸，可以成为一种条件反射。

缺点：

不能进行深度放松。

腹式呼吸法

传统上用于瑜伽，你可以把它与交替呼吸法（用鼻子吸气，用嘴呼气）结合起来。为了使开始时更容易，请躺下，双手放在腹部，尝试主要通过填满和排空腹部来呼吸。这不是很有美感，因为每次吸气你会觉得自己非常肿胀，或者像无缘无故地胖了十公斤，但它非常有效，你会感到更深的放松。

优点：

深度放松。

操作非常简单。

缺点：

难以在工作休息时或公交车上使用。

478呼吸法

这是由非常有魅力的安德鲁·威尔（Andrew Weil）提出的神奇方法。根据其推广者的说法，它应该能让你在不到一分钟的时间内入睡。即便宣传推广得非常夸张（我尝试过，我的病人也试过，并不能在短短六十秒内入睡），它仍然是一种很好的方法，因为它通过简单的仪式获取了心脏共鸣的元素，并能在没有视频或音频支持的情况下进行。

1. 姿势：坐着或躺着都可以。

2. 舌头抵住上腭，上腭就在门牙的后面。这有助于对呼吸保持专注。

3. 用鼻子吸气（就像在交替呼吸法中一样），内心从一数到四。

4. 屏住呼吸，从一数到七。这一阶段要求有些高。

5. 用嘴呼气。心中从一数到八。

6. 然后重复！

如果你喜欢挑战或者复杂化，你可以尝试在脑海中将这些数字可视化。这有些单调，但只要一段时间，你就能渐渐进入"神游"状态，就加强了有效性。一段时间后，你甚至可以睡着……你会发现，其原理与我们之前描述的相同，只是呼气的时间更长。

心脏共鸣法

你知道呼吸和心脏是相关的吗？如果你在一定时间内保持一个有规律的呼吸节奏，例如呼气5秒，吸气5秒，心脏就会开始以缓慢的规律跳动。这种规律性和缓慢性用一个数字表示，我们称之为心脏共鸣。一百为非常美好，零为非常糟糕。总之，你会马上感到平静，而且一次又一次地取得进步！你还可以在你的智能手机上使用生物反馈软件来实现更快的进步。它是如何工作的呢？手机透过闪光灯拍摄你的静脉，这能够实时计算出你的脉搏和心脏共鸣。当你看到结果时，你能立刻知道你是否充分放松。生物反馈的好处，我们已经知道几十年了，但直到现在，我们才能运用它。还有一个更现代化的版本：神经反馈。它直接将大脑活动告诉我们，告诉我们处于什么状态。是否有一天我们能够完全控制自己？我不知道这是令人感到兴奋还是害怕。总之，生物反馈会让你学会睡眠所需的放空。

优点：

逐渐改善失眠。

缺点：

控制呼吸的时间至少需要一个音频（链接）或一个视频。要升级到更高版本的生物反馈，至少需要一部智能手机。

不能现场即兴发挥。

两个派别在互相争斗，它们分别持五秒-五秒和五秒-

六秒的说法。为了保持公正，请你测试这两种方法，在不卷入这场争斗的情况下，保留你认为最有效的那一个。

冥想呼吸法

在冥想中，我们不说呼吸，而是说气息：这样比较优美，即使它使这个原理不那么容易理解，而且乍一看有点深奥。方法很简单：首先做三次深呼吸，每次都只是观察呼吸而不约束它。你试着去感受它，在这段时间里保持感受它。这样做的时候，你会放松，随着越来越放松，你的呼吸也越来越缓慢。这可以与可视化结合起来。例如，我们想象蓝色的、平静的空气被吸入，红色的、紧张的空气被呼出。我们试着感知这个声音在身体中的振动，延长它，使它具有规律性和和谐性。

优点：

不会让人轻易感到厌倦。

冥想练习得越多，取得的进步就越大，没有真正的限制。

缺点：

难度较大。

催眠式呼吸法

你用鼻子吸气、用嘴呼气，这是一个经典的方法，但请你想象，你通过头骨顶部的一个点吸气，把你的想法化成可视的书面文字形式，用嘴呼出这些想法。

优点：

能够使身体放松，也能使头脑放松。

缺点：

这需要一些练习，最好是将最初的训练重复几次。

作为基本技巧的呼吸，有一个额外的步骤可以加强它。你可以通过本书的催眠课程学习放慢呼吸。首先，你应该知道，一般情况下，越是进入"神游"状态，即越是将自己从外部世界中超脱出来，你就越不会胡思乱想。这与你达到的修正意识状态有关，也与冥想和修养有关。通过摆脱外界的干扰，将注意力集中在内部，几乎完全跟随催眠治疗师声音的指引，就几乎没有什么可以乱想的空间。这是多么舒适啊! 感觉这么好的时候，为什么还要胡思乱想呢。

我提供两个催眠课程，专门帮助你解决反复思量的这一问题，我特别关注胡思乱想的问题。

用催眠消化过去，并自信地展望未来

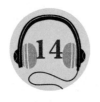

用催眠消灭消极想法

你愿意跟我打个赌吗？我打赌我可以消灭任何负面的想法。不相信我吗？我甚至能够以三种不同的方式让它们消失。我提醒你，输掉对你更有利！想要证明它吗？我们要不要试一试？我提供给你从NLP（神经语言程序，一种诞生于20世纪70年代的疗法）和EMDR（眼动身心重建法）中借用的三个练习。

练习1：消除消极想法

请你想象一个离你有一定距离的屏幕，在这个屏幕上呈现出一个你的负面想法。将它给你带来的压力从零到一百打分（如果是零，请选择另一个想法，因为它没有任何意义）。在屏幕中想象这个想法，并将它向外推移，直到它从你的视野中消失。然后再让它回来，用你喜欢的武器（锤子、锯……）尽情地打碎屏幕。再想一想那个画面，已经不那么容易想得出了，分数也大幅下降。如果还是不够，你可以重新开始或进行练习2。

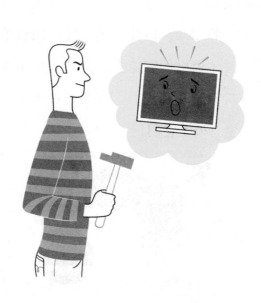

练习2：用积极想法取代消极想法

和刚才一样，我需要你再想象一个屏幕。到目前为止，没有什么难度，但之后就会变得复杂了！在这个屏幕上，放入一个自己非常积极的画面。不要吝啬，在画面中，你是漂亮的、自信的，被你爱的人包围着，在一个你喜欢的地方……越惬意越好。

再次，在屏幕上呈现你的负面想法（将它的压力从零到一百评分），在屏幕左下方，镶嵌着先前的积极画面。

唰的一声，小画面突然覆盖了大屏幕。然后再想象一下，屏幕上的消极图像和小的正面图像，唰的一声，它又覆盖了大的图像。以此类推。这样做整整十次。你会注意到，关注消极的图像会变得越来越模糊，最终它不再能承载任何意义和压力。仿佛通过将消极和积极的画面并列，你消灭了它们！

练习3：用EMDR摆脱消极想法

EMDR，一个硕果累累的偶然发现。

牛顿是在一个苹果掉在他头上后发明了万有引力。如果他随后又喝了一瓶苹果酒，他会有什么发明呢？相对论？可丽饼的新做法？

眼动身心重建法也有近乎同样浪漫的故事。据说美国心理学家弗朗辛·夏皮罗（Francine Shapiro）有一天胡思乱想，脑子里浮现出一团黑暗的想法，她当即迅速地从左边看向右边，突然，她意识到这些思想又消失了，就像施了魔法一样！这一偶然的发现激起了她的好奇心，她发明了一个以从左到右和从右到左的眼球运动为中心的方法。她在患有创伤后应激障碍（创伤频繁复发，以乍现、焦虑和噩梦的形式出现）的人身上，特别是在战争的幸存者身上，科学地测试了她的方法。很有效！甚至比所有处方药物好得多。从做这些试验起，该方法在医生和心理学家中像导火线一样蔓延开来。目前，EMDR疗程一般要进行十次左右相当长的课程：一次一个半小时或更长，这种方法将交替刺激左右半脑。研究发现，眼睛的视线扫描可以由在左右耳交替播放声音来代替。同样地，这个方法也可以通过交替地触摸左手和右手起作用！在现实中，尽管包着科学的外壳，我们知道EMDR是有效的，但我们不知道为什么有效……

我们要在一个简短的练习中使用EMDR，把胡思乱想的内容轻松地逐一摆脱掉。

1. 在下一页页面上，想象在中间的矩形中表达出你的负面想法。

2. 像往常一样从零到一百打分，弄清它令人讨厌的程度。

3. 离你的脸大约十厘米远，拿着书，交替地看右边的标签和左边的标签。这样做十五次左右。

4. 试着再想一下那个想法。判断它的讨厌程度，然后再做，直到难以想起来或想起来也无关痛痒！

一般来说，这并不需要很久，而且这种做法可以让你很快地摆脱胡思乱想！

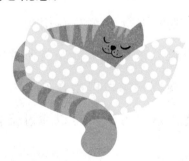

第四周要点归纳

通过尝试不同类型的呼吸，你已经找到适合自己的方法。通过使用这种方法，身体得以放松，而通过专注于气息，胡思乱想和消极想法最终会消失。通过练习各种方法，你能够确定NLP和EMDR技术中的三种方法中哪一种对你最有效。

本周将进行

继续第三周设定的课程节奏。

巩固上一周的白天和夜间安排（休息、拒绝多任务处理、晚上调暗灯光、睡前三十分钟关闭屏幕）。

尝试所有提到的呼吸技巧，确定哪一种最适合你。全部再做一遍没有意义，最好是非常认真地使用其中一种，那将是你和平的庇护所和一个成熟的仪式。

如果你在一个催眠课程或练习后仍没有睡着，可以起来看书或在椅子上做一两个呼吸练习。

本周末不要睡懒觉，请在与工作日差不多的时间起床。如果你有年幼的孩子，这一定不算个大变化！

如果在白天或晚上你不断地胡思乱想，请集中精力在你最喜欢的呼吸技巧上。

每天晚上在床上继续进行睡眠催眠课程，如果醒来，请尝试进行新的催眠课程，以使你能不胡思乱想进而入睡。

第4周自我评估

填完本周的表格后，回头看看前几周的表格，观察有哪些地方得到了改进。

本周哪种呼吸练习对你来说效果最好？

练习1、2或3，哪种摆脱消极想法的方式效果最好？

你觉得自己哪一天睡得很好？

	日期	就寝时间	入睡所需时间（短，正常，长）
第一天			
第二天			
第三天			
第四天			
第五天			
第六天			
第七天			

	白天的平静程度（无，不好，一般，好，很好）	白天有规律的休息	按时下班	睡前30分钟关闭电子设备
第一天				
第二天				
第三天				
第四天				
第五天				
第六天				
第七天				

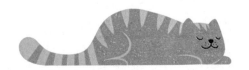

第五周

运用自我催眠疗法入睡

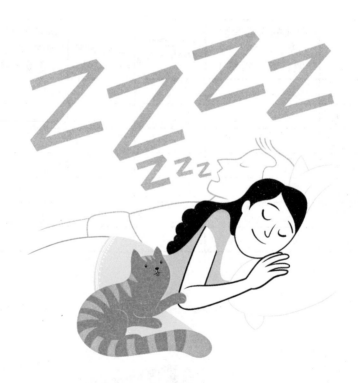

　　四周的催眠课程之后，或许你已经发现，"神游"状态就是一种处于清醒放松状态的睡眠！催眠状态进入得越深，焦虑越少，你可以相信自己的体验。起初，通常会有一种身体感觉的迟钝，逐渐放松下来：慢慢地，身体的紧张感逐渐消失。压力消散，焦虑也不翼而飞，而一开始弥漫在头脑中的胡思乱想和批判，现在只剩下一点儿审视和自我观察，也很快就会消失。如果催眠状态加深，或者声音的陪伴持续，甚至疼痛最终也会慢慢屈服，最终消散。"神游"状态是身体与意识的一种柔和的中立状态。奇妙的是，当我们走出这种状态，这种美妙就消散了，还想要的话，只需要再进入一次即可！

　　现在让我们想象一种神奇的药丸。一种能够解决一切问题的药丸。一切问题？是的，几乎所有问题。这种药丸能让你瞬间入睡，缓解大部分疾病，减轻悲伤，减少疼痛，使你忘记痛苦，平息愤怒。它永远不会让你烦恼，几乎不会让你缺乏自信，它甚至可以避免你的拖延。最重要的是，它会立即生效，没有任何不良反应，而且随着每次你吞下它，你都会越来越接近心灵的永久平静。这让人羡慕，不是吗？这种药物会让人上瘾吗？其实并不会，这种幸福药丸并没有成瘾性。但你可能会说，大家都知道这种药丸纯粹是一种幻想，根本不存在。也有一些人说：这很有趣，但这种神奇药丸的功效与常年定期练习冥想的疗效几乎一致。我要跟这些人说，他们并非完全错误，因为这种药物的名字就叫自我催眠！不，我并非是贩卖梦境！自我催眠的疗效恰恰如此。

自我催眠会让你在不借助任何外界的帮助下，渐渐地找回昏昏欲睡的感觉，因为我们设立这一章的目的就是让你在睡眠中自主，而无需依赖药物，甚至无需我声音的陪伴。自我催眠需要多长时间呢？一分钟、两分钟……如果我们很想取得成效，也许需要五分钟……我们需要平静地待在一个独立场所里吗？刚开始时，这样当然更容易，但很快，这就不重要了。需要闭上眼睛吗？不需要，我会教你怎样去做。我们的目标是使你可以在任何地方随心所欲地进行自我催眠练习。这样，即使处于以下境况，你依然能够进入这种宁静的堡垒中，比如：

- 你正在被老板训斥；
- 你已在一位医生的候诊室里等待一个小时了；
- 你疼到哭泣；

- 你感到内心死寂，被焦虑或悲伤压垮；
- 你在地铁里被挤得像家畜；
- 工作让你筋疲力尽，家庭让你疲惫不堪；
- 你非常生气，想砸碎一切；
- 凌晨两点你还在床上辗转反侧，寻觅睡意。

自我催眠几乎能缓和任何事情。即便如此，它却和变魔术不同——因为这需要努力和练习——但自我催眠会使你在自己的内心建立一个静谧的堡垒。在达到这一状态之前，它会教你放空，也就是接受真正的世界、真实的情绪和思想，让它们以一种越来越流畅的方式穿透你。自我催眠会让你能够自主运用本书的各种方法。不要忘了，本书的目的是让你无需帮助就能重获自然而然的睡眠，而要达到这一目的，要先教你学会平静。通过自我催眠，你将能够：

1. 通过不断练习，在学习平静方面取得进展。
2. 精神和身体都非常平静，要做的就是睡觉。

我会提出几种方法来实现这一目标。

自我催眠法

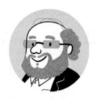

埃里克森家族，家族史

精神病学家米尔顿·埃里克森（Milton Erickson）开创了如今广泛应用的催眠术，而他的妻子发明了埃里克森催眠法。这种催眠术对愿为之付出努力的人都有效，能够温和地陪伴其进入"神游"状态，而在此之前，催眠术是一种只对10%的人有效的特殊技术。此外，他作为心理学家进行的实践观察，对简短心理治疗和NLP也有很大启发。他的妻子和女儿们与他一起工作，研究出了一些技术对催眠实践进行了扩展。

在对此方法进行解释之前，让我们来试着给催眠下一个定义。究竟什么是催眠呢？我觉得让·戈丁（Jean Godin）给出的定义非常准确："催眠是一种心理运行模式，在这种模式下，主体通过另一个人的干预，设法屏蔽现实环境，同时与干预者保持着联系。这种'切断对外部现实的定向反应'，预示着某种放空，相当于一种原始的运行模式，我们将其称为一种状态。这种特殊的心理运行模式催生了新的可能性，比如，精神对身体的作用或者潜意识层面的心理作用。"

简单来说：要进入"神游"状态，必须把自己从外部抽离，以进入内心。首先，请你坐在一个舒适、隐蔽的地方，然后我们开始盯着一个稍高于你视线的固定点，温柔地（以一种虔诚的目光）看着它。之后，尽量不要让你的脸部动，保持盯着那个点的动作，直到你想闭上眼睛，进入"神游"状态。首先，在你脑海中描绘出在周围看到的五件物品。比如：

我看到我的书。

我看到书页白白的色彩。

我看到文字是黑色的。

我看到标点符号。

我看到自己身体的一部分。

然后去倾听下面5种声音：

我听到自己的呼吸声。

我听到纸张划过指尖的声音。

我听到周围大自然或城市的声音。

我听到风的声音。

我听到了更远的声音。

最后去感受下面5种感觉：

我感受到自己眼皮的重量。

我感受到自己衣服的触感。

我感受到纸张的触感。

我感受到自己头部的重量。

我感受到自己的舌头正抵着口腔底部。

然后在脑海中描绘看见的四种物品，倾听四种声音，感受4种感觉。然后依次三种、二种、一种……

某一刻，你可能想闭上眼睛，进入"神游"状态。继续描绘你闭上眼睛看到的东西（灯光、你想象中的画面……），以及你听到的声音和感受到的感觉。持续尽可能长的时间，以进入深度"神游"状态。

之后，选择权在你。你可以回忆已经听过的催眠课程，或者想象一件愉快的事情：热气球旅行、探索一个神话般的国度……在某一刻，你想让自己放空。那时，整个人将无法控制地想要进入催眠状态，入眠也就随之而来。

第一次体验可以借助本方法的附带音频来完成。音频中的背景音乐会有助于进入催眠状态。所以，是的，这并不完全是自我催眠，因为音频会帮助你，但在一次体验之后，你就可以用没有轻语的音频来重复这种体验，然后就如同在学自行车时拆掉辅助轮一样：你就不再需要我了！

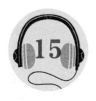 **用自我催眠法进行自我催眠**

16 纯背景音乐，一旦掌握上述方法，就可以自己重复练习

疗效（放松程度：0 到 100）	
使用自我催眠法之前	
使用自我催眠法之后	

两分钟快速入眠法

这种两分钟快速入眠法是由美国军队发明的，此方法确实简单又有效。对于军队来说，睡眠确实是一个至关重要的问题。一个好的士兵必须能够在必要时舍弃睡眠，即便做到这一点得使用或多或少的危险物质（所有理智公民都应该远离的缓释咖啡碱、安非他明、莫达非尼）。一个好的士兵还必须能够在任何地方、任何时候，在几乎没有舒适可言时，甚至在面临压力、噪音和危险时睡觉。这种挑战可以想象！为了实现这一目标，美国国防部想出了一个非常巧妙的方法。这种办法与自我催眠非常相似。要掌握这一方法，通常需要一个月左右的训

练。这并不是奇迹，不能自然达成。但是，你已经接受了四个星期的强化训练。因此，我们尝试一下？

这个方法很简单!

首先，放松面部肌肉。从最容易放松的嘴巴和下巴开始，然后放松舌头，完全自然地抵在口腔底部。放松眼睛（眼框、眉毛……，只去想象那种我们入睡时的感觉），然后放松额头（感受额头与空气的接触，想象那种肌肉被抚摸的放松感觉）。一旦整个面部得到放松，那么颈部放松就非常容易了，然后是肩膀，只需让肩膀自然下垂，随之将肩上的重担放下。当你放松并专注于身体时，你已经处于自我催眠的状态。你的身体更加放松，精神不再去批判，平静了下来，是时候在你的头脑中创造一个使人轻松的场景了，任何场景都可以。如果你选择一片湖水、一处篝火、一场海边落日、一处雪景这样的画面，你一定会更快地进入催眠状态，因为这种类型的场景有一个相当迷人的特点：很容易让人沉浸在对美景的欣赏之中。你也可以重温你儿时的家园，或在你的脑海中建起一个海市蜃楼，或再现你最喜欢的电影或电视剧场景。但这可能会需要更多时间。如果你每次都重复同样的场景，不断用细节来丰富它，例如想象新的声音和感觉（是的，催眠不仅仅是视觉上的）。这时，反复练习所获的经验带来的好处就会变得明显起来：你会越来越快地进入越来越深的"神游"状态。

回忆法

你可能想知道，为什么我要用相似的话语去开启我的催眠旁白，引导你进入"神游"状态。原因很简单：当你总是听同样的话语，引出的回忆也相同，它会将你毫不费力地拉入催眠状态。因此，这样可以让你集中精力于某一特定的点。当你听到："请你做两次深呼吸""思绪时断时续"，或"梦见其他睡眠者的睡眠者"这些话的时候，仿佛解开了精神的束缚，身体占据了上风，这样能够体验更多催眠的感觉。在我的诊室中，有一把专门用于催眠治疗的放松椅子。如果我的一个病人已经接受了足够多的催眠治疗，我只需要说："请坐在这把椅子上，闭上眼睛，来找到催眠的感觉。"这种简单重复的仪式往往已经足以使他进入"神游"状态，只用一些简单的方法，"神游"状态就会进一步加深。稍后，我们就会学习"回忆法"的催眠方式。试着用你自己的话回答以下问题。它们会让你牢牢记住催眠的感觉，并通过闭上眼睛与它们连接，轻柔地进入"神游"状态。这并不复杂!

小调查表：

你会如何描述在催眠过程中的呼吸？(缓慢、深沉、柔和、均匀、沉重、轻盈)

_____

身体其他部位的感觉如何？(沉重、轻盈、麻木、舒适地瘫着)

_____

你面部和眼睑的感觉如何？（眼皮沉重、面部线条下垂、面部肌肉非常放松)

_____

_____

你内心的状态如何？（你在漂浮吗？你在游移还是有点"做梦"？你感觉自己在下坠吗？)

_____

_____

你大脑感觉如何？(软绵绵的、空洞的)

时间是怎样流逝的？(缓慢、快速、难以描述)

现在，让我们来谈谈实际的应用吧！采取你在催眠课程上惯用的姿势，闭上眼睛，一个一个找回那些特定的感觉。按什么顺序？按照你喜欢的顺序！而当你越来越容易找到"神游"的感觉时，不要犹豫，让精神回到一个你不那么容易感受的身体部位。只要稍加重复，你就会很快找回所有感觉，或者只找回最突出的感觉，而你几乎就能直接陷入这种奇妙的修正意识状态。像往常一样，这离真正的睡眠只有一步之遥！

疗效（放松程度：0 到 100）	
练习前	
练习后	

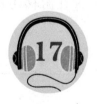

回忆法伴奏

锚定法

这是个漂亮的名字，但到底是什么意思呢？这个方法与前一种方法类似，但速度更快。不要去回忆催眠的感觉，我们去回想这些词语和句子。这些课程，你听得如此频繁，以至于你已经牢牢记住了。每个词重复再重复，都能唤起你，使你进入更深的"神游"状态! 我们马上来进行测试：

"读完这几句话，你会把这本书放在一边。

盯着一个稍高于你视线的固定点

温柔地看着它，不管这对你来说意味什么。

做两次深呼吸。

从五默数到一。

数到一时，闭上眼睛，你将进入"神游"状态。"

感觉到了吗？这种进入"神游"状态的方式如此地柔和。非常简单!

现在，花点时间想一想，在这些课程中，哪些话最能吸引或打动你？在心中用我的声音重复这些话，好吗？你只需要再一次盯住一个点，做两次呼吸，闭上眼睛，进入"神游"状态，然后在心中重复这些话，感受它们如何带你进一步进入"神游"状态。

想这一方法更有效，请听18号音频。

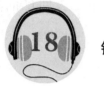 **锚定法**

加深"神游"状态

学会加深催眠状态十分有益，因为这会使你更加舒适。这会使大脑处于"关闭"状态。而如果当我们处于深度"神游"状态，去同处于催眠性睡眠阶段的你交谈，你闭上眼睛，主体意识游移，潜意识占上风，这种状态与睡眠和充斥其中的梦境极为相似。因此，与其使用录好的课程，不如自己进入"神游"状态，通过自己加深"神游"状态，睡眠一定会到来。你会感到非常平静，而最终一定会睡着!

让我简单介绍一下最简单、最可靠的加深方法，你可以通过19号音频学习和掌握。

1. 沉浸在一个催眠的体验中。

2. 连续走出和进入"神游"状态。每一次的疲劳都能使你机械地重新陷入更深的"神游"状态。

3. 学会从一个虚拟的楼梯走下去,一步一步向下,感觉越来越重,"神游"状态越来越深。

加深"神游"状态

第五周要点归纳

现在你已经体验到了放松的感觉，知道无论如何都可以通过催眠课程入睡，你已经改变了白天的坏习惯，学会了放空，你已经做好准备通过自我催眠来自主地进入睡眠。对于我提供的不同方法，我希望你至少将它们全部尝试一次（正如你所看到的，这并不需要很多时间），然后选择你喜欢的一种或几种方法。像往常一样，你要做的是选择适合自己的仪式，并让其合理地进行或延长。例如，有些人认为以视觉为原理的方法更舒服，有些人则觉得以体验过的感觉为原理的方法更舒服。

每日计划

保持你的生活节奏。

尽量控制你在工作日和周末的睡觉时间和起床时间之间的差距（本周最多一个小时）。

在早晨进行五到十分钟的自我催眠，以放松的方式开始新的一天。

在白天做简短的自我催眠。想要在压力大、考核、休息的时候保持快乐，只要没那么多事情要做，就去做自我催眠，每次一到两分钟。

回家后进行十分钟的自我催眠。

想要晚上能够入睡，你可以选择听催眠课程音频或尝试进行自我催眠。

在遇到特殊困难时，允许自己重新使用在本周白天或夜间醒来时使用过的催眠课程。

第五周自我评估

	日期	入睡所需时间（短，中，长）	白天的平静程度（很差，差，一般，好，很好）	既定节奏的遵守	早晨自我催眠	白天自我催眠休息
第一天						
第二天						
第三天						
第四天						
第五天						
第六天						
第七天						

第六周

不如关注一下身体

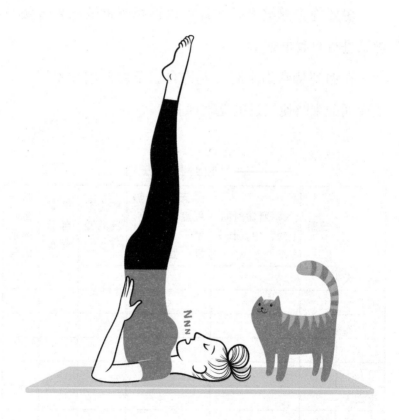

你一定在公园或广场见到过，有人每天都会在那里练习武术或太极拳。他们将柔和而缓慢的动作和谐地编排联接起来。练习这些极其柔和武术的人（他们的年龄从7岁到77岁，甚至更加年长），对于此项运动的好处，他们都这样描述：这会使他们在日常生活中更加健康，更有活力（平静、热情）。有一种假说认为，练习这项运动时，身体中的能量会进行循环，产生著名的"气"，内脏器官也将进行自我按摩……对于这种能量的流动及其在生理上产生的疗效，我们相信与否并不重要，重要的是这让我们感觉更好，让身体变得更加柔软、宁静和快乐。他们是在滋养自己心理和身体的健康，中国医生也秉持此种观念，他们被聘请来让病人重获健康而不是治疗疾病。由此来看，西方模式还相差甚远啊！

人们企图从心理学和医学上进行疾病的治疗。俗话说，预防就是治疗。如果这个观点得到了我们理智上的认同，那么将这句话倒过来，其在理论上仍然成立。心理治疗师会提出怎样的建议？"你有没有试过慢走或做一些运动？据说瑜伽可以帮助修身养性……我有一些病人下载了一个冥想应用程序，我听说很有用……"

尤文纳写道："高尚的灵魂寓于强健的身体。"倘若人们努力想要身心健康，且这种想法在不断进步，那么，应当注意到，我们对身体的日常健康维护远远落后。我们知道大家都在尝试做瑜伽，却很少有人坚持每天练习。同样地，你能说出一个以躯体为媒介的心理疗法吗？为了了解心理上的难题，我们太过囿于一个想法，即"大脑是一切问题的源头，身体只是一个容器，不应遭到苛待。"然而，如果躯体平静、灵活、没有痛楚并满意自己所做的努力，就很容易感觉自己状态尤佳！每年跨年夜，我们都会喝大量的酒，并祝福对方来年身体健康。但为何不简单地使用一些健康的方法呢！

噢，我知道不能要求你早起一个小时，在污染的城市广场上，在清晨的悲伤色彩中，跳神秘的苍鹭之舞。但每晚只需十分钟，只需睡前十分钟，就能有益于你的身体。不需要榻榻米，床垫即可。不需要穿宽松的运动服或慢跑服，睡衣就可以。也不需要你身体灵活、运动能力很强。你只需相信：一定能坚持练习的！此外，我不会建议你去跑马拉松，因为那会对你之后的入睡起反作用：正如我之前向你解释的那样，为身体着想，我更愿建议你做两个关于放松和柔韧性的小练习，这两个练习是如此的简单，你可以将其融进入睡的程序。还是要说，建立一种习惯才是促成重要改变的关键，本能反应也才能持续更新。

第一个身体小练习适合那些极其懒惰的人。第二个适合那些只是稍微懒惰的人。如果把我们的身体比作黏土，仿造捏土成形，把我们的身体塑造得柔软、平静、无痛和充实，会怎么样？第一种练习就围绕着这种简单的自我按摩。看起来并不那么复杂!第二个练习则围绕着姿势练习和拉伸运动。

这些方法的选择标准如下：

1. 以上方法任何年龄段都适用，体型、健康、体重或柔韧性情况如何均可。

2. 运动过程不会不愉快，也不要难为情。

3. 虽然其中大部分动作取自瑜伽（其相关信息随时可得），但为了你，我还是毫不犹豫地借鉴了其他方法。

4. 没有浮夸的名字。我们做这些是为了让自己感觉更好，而不是学习梵文。对那些语言纯粹主义者提前表示歉意!

5. 我们的目的是快速且毫不费力地给整个身体带去真正的舒适。身体更放松，才能睡得更好。

当然，如果你有任何医疗方面的顾虑，那就先让医

生看看这个方法。我希望即使你读完了这本书，仍然能
够保留这个练习，并且不断进行丰富：社交媒体上有关
这个主题的优秀视频数量一定会让你惊讶的！

　　第一天，我建议你依次尝试一下这两个练习。之后，
你可以自由选择最喜欢的那一个，或将这两个练习结合
起来。这一点点热情，怎么会不允许呢! 首先，我希望你
使用本书提供的两个音频，因为这样，记住这些动作会
更容易。此外，这些音频将帮助你更好地控制呼吸，让
这些仪式融入冥想之中。每次练习前，用0到100描述你
身体的舒适度（你是否宁静，有没有痛苦），练习结束
后，检查舒适度的提升情况。这是一种激励，会增进你
日常练习的兴趣！

练习1：自我按摩

　　即使自我按摩很难伤到自己，也请温柔一点！最好
多花点时间，可以减轻按摩的力度、减少按摩的部位，
不要弄疼自己。随着练习，你的感受会更好，对应使用
的力度和节奏有了一定的了解。

　　首先，快速揉搓双手，让双手热起来。温和的热量
有助于放松肌肉。在这个仪式中，进行交替呼吸练习：

这会帮助你进一步放松！闭上双眼，只有这样，我们才能更好地去感受！

肩颈按摩

不需要是理疗师，我们也都知道，颈部和肩部是所有紧绷不适感的聚积地。电脑工作（平板电脑、智能手机……）以及空调都会加重这种不适。首先按摩颈部两侧，脊柱的两侧。用双手指端进行环形按摩。慢慢来，在紧绷的位置停留。继续按摩，直到颈部变得柔软、温暖，然后进行肩部按摩。此时，我们要使用手掌。我们需要加大力度，用两倍的力量放松肩部。幅度大一些，有节奏地顺着身体的曲线和肌肉纤维的方向进行按摩。试着把紧绷感具化成红点，并想象你正在把它们从身体里赶出来。一次、两次、三次，次数多少不重要！

一旦肩颈放松了，从下往上轻轻抬头，然后从一边转向另一边。我说过，动作要轻柔！然后用你的肩膀画小圆圈，让整个区域变得柔软。

脸部按摩

我们来试试轻柔按摩法？用双手的四个指尖，像敲击钢琴键盘一样敲击脸部肌肤——如同弹奏着小步舞曲，可不是进行曲！然后从额头正中向两边"推搓"。有节奏地按摩，直到感觉额头放松下来。然后按摩眉部，用食指和中指从眉头向眉尾抚摩。太阳穴的按摩时间稍长一些，动作不要分散，用足够的力度进行非常小的画圈旋转式揉按。继续按摩，直到感觉紧绷感得到了释放！

微微张嘴，舌头抵在口腔底部，用拇指按摩下颌。注意下颌区域敏感，按摩时要温柔灵敏。有节奏地按摩从下巴到耳根的整个下颌线。

最后打几个哈欠结束此次按摩。打哈欠有助于刺激副交感神经系统并使你放松！

头部按摩

头部皮肤十分敏感，按摩这个部位，我们会感到放松，放空自己也变得容易。不要再抱着头，进行头部按摩吧。首先，双手张开，寻找头部最敏感的点。找到之后，用轻柔的力度按压，仿若手指稍稍陷入头部，然后进行非常小的画圈按摩。一旦感觉昏昏欲睡，就增加画圈的幅度，直到整个头部都放松下来。

胸腹按摩

胸腹按摩会让整个部位都得到放松，而且有助消化。

　　两手握拳，沿着胸部正中线，以胸部顶端为起点，用足够的力度，由上至下，如同要推走什么一样，进行交替不断快速地按压。在这样高强度的按摩之后，让我们舒缓一下，像孕妇一样将双手温柔地放在腹部。不要在意别人的目光，让腹部放松下来，然后用双手对这个部位进行按摩，手法有点像揉面团做面包。用这种揉法按顺时针方向按摩腹部，这样能加强胃肠消化功能，有助消化。

圆满收官

　　以仰卧姿势平躺，即使你的睡姿不是这样，然后花点时间慢慢感受。花点时间感受双腿的重量，好似双腿已经沉沉陷入床垫之中。感受头部的重量，闭着眼睛的重量，胳膊的重量。微张口腔，感受底部舌头的重量。将双手放在腹部，感受自己规律沉重的呼吸。身体继续放松，这将引领你进入睡眠状态，让自己在放松的海浪中漂流。

"身体紧张"程度	
自我按摩前	
自我按摩后	

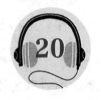 **20** 自我按摩法伴奏

练习2：姿势练习与拉伸运动

如果你已经练习过练习1，练习这些动作会更容易，但即使你没有练习过练习1，也完全可以做这个练习。一个六岁的孩子都可以完成下面所有姿势练习和拉伸运动。如果你家里正好有一个孩子，让他来练习一下也未尝不可！所有练习都简单有效，看起来不像在做运动。而且这些练习可直接在床上进行，这也是我挑选这些练习的原因，在卧室地毯上进行也完全可以。像以前一样，你可以全程使用音频来指导你的练习。这样，你能够体验一种半冥想半催眠的状态。而且，对于像我这样协调能力差、没有动觉记忆的人来说，音频能够引领我练习。还是要说，如果我可以进行这个练习，那你也可以！

盘腿坐式

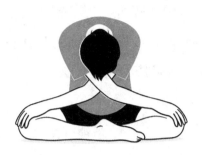

　　请你盘腿而坐，背部挺直。试着让自己处于舒适、安定、祥和的感觉之中。简而言之，如果图中所示姿势适合你：试着让自己注意力集中。手掌朝下，放在膝盖上，肩膀放松，神经放松，呼吸也放松了。然后什么都无需去做！确切地说，如果需要，那么就集中注意力去倾听呼吸发出的声音，保持十个呼吸，缓慢而平静地吸气，然后根据自己的情况，通过鼻子或嘴巴呼出。现在，双臂交叉，双手手掌分别放在两个膝盖上。即右手放在左膝上，左手放在右膝上。微微低头，埋入前臂之中，不要拉伸背部。这个姿势和胎儿有点像，非常惬意。你感觉自己像在一个茧里，被全方位地保护着。练习这个姿势后，肩胛骨和斜方肌得以伸展，随着你缓慢地呼吸，肌肉也随之放松。你能感觉到这一整天积累的所有紧绷感，以及随之变得紧张的颈部和肩部肌肉都得到了放松。

你可以对这些疲惫感说再见了！让自己沉浸在这种放松之中，保持大约10个呼吸。但是投入更多热情，多练习一段时间有何不可。慢慢地，你的身体就会告诉你该什么时候停下来，该坚持的又是什么。

快乐婴儿式

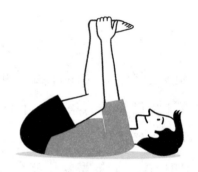

慢慢伸展双腿，再慢慢躺下，先侧卧，然后仰卧，这时你会发现上一个姿势给你带来的好处。现在你可以练习一个更加"返祖"的动作，练习中感觉就像一个快乐的婴儿，发现了所有能做的有趣动作，双手抓住脚板，同时背部紧贴地面，双膝与肩同宽。此姿势的练习不需要保持优雅，为了避免向左或向右倾倒，尽可能将双腿更多地打开！试着保持十个呼吸！在肩颈得到放松之后，这次轮到脊柱和臀部的放松了。无论过于久坐还是久站，随着练习，你会渐渐忘记背部和臀部的紧绷感！你会惊讶地感觉自己的精神变得越来越平静，就像暴风雨过后波澜不惊的大海。

温和卷腹旋体式

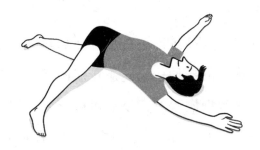

回到平躺的姿势。背部有问题的人应该谨慎练习仰卧脊柱扭转动作，所以我为大家安排了一个适合大众的版本。放松双腿，首先双腿相靠。这种姿势往往会让我们感受到身体放松的程度。请侧卧（比如左侧优先），把身体摆成成一个"i"字形，手臂向上伸展。身体的左侧很好地贴合在床上或地毯上。然后，保持上背部平躺，将右腿向左扭转，右臂和头部转向相反方向。保持五个深呼吸。完成后，在身体的另一侧重复动作，同样保持五个深呼吸。

婴儿式

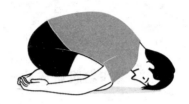

在我看来，这是放松自己最好的姿势。这个姿势也用于体育锻炼后的拉伸，以此避免肌肉酸痛。从仰卧的姿势开始，侧身慢慢起身，姿势慢慢转变为婴儿式，然后趴在地上，将自己蜷缩成一团，双臂前伸举过头顶。这个动作会伸展你的背部，同时保持手肘放松，肩部不要用力。保持大概十个呼吸，然后沿着身侧把手伸到身后。背部微微拱起，但不必用力，脊椎其他部分也会得以放松。保持十个缓慢的深呼吸。

仰卧式呼吸

侧身蜷曲，然后仰卧平躺，如果练习这个姿势时背部感到不适，你可以弯曲膝盖，双臂环抱身体，放松。花点时间，保持几个深呼吸，尽可能多地吸入空气。试着感受胸腔最大程度地打开，感受随着呼吸，肺部扩张带动肋骨扩张，腹部尽可能鼓起，不优雅也无妨。屏住呼吸，保持两秒。然后，让肺部安静、非常温和地呼出空气。试着想象胸部下沉，肋骨合拢向下，腹部收紧，就像刚才鼓起一样，然后保持两秒，重复动作。想象刚才的练习，观察身体的运动轨迹，我们能感到体内的一切都更加的顺畅。再次集中精力，身体似乎有点沉重，渴望休息。在连续的全神贯注之后，精神变得更加平静。现在，别犹豫，尽情地打个哈欠、伸个懒腰。这样会刺激副交感神经系统。

现在，去睡觉吧!

 瑜伽课程伴奏

睡眠瑜伽后：身体紧张程度	
课程前	
课程后	

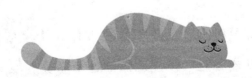

第六周要点归纳

通过练习，你将学会体验一些感觉，这些感觉对平静和睡眠均有好处。你要做的就是练习去找到这些感觉（无论自我按摩还是姿势练习），并在身体的引领下驶入梦境。无论你选择这种或那种练习，至关重要的是要在每晚例行练习，并且要完成练习，需要在练习时保持安静和专注。

以瑜伽为例，你可以把所有体式都记忆下来，我很乐意你这样做。我建议你每晚练习小TBVE（缩写词总是更容易记住）：盘腿式、快乐婴儿式、卷腹式、婴儿式！对我来说，不管你练习几种姿势，重要的是在练习中努力依照如下去做：

1. 练习时动作不要粗暴，当你的精神与身体产生某种连接时，慢慢地练习这个姿势。

2. 在整个练习过程中，呼吸要深沉而缓慢。

3. 两个姿势的过渡要流畅，这并不意味着要假装处于一个姿势中。你需要自己探索如何通过一种圆滑的连接动作，将身体从一个姿势平稳地过渡到另一个姿势。我们通常会要求演员在训练中做这种类型的练习，比如雅克·勒科克（Jacques Lecoq）的方法。他认为需要找到"正确运动的充分性"，这就是我希望你做到的。找到从一个姿势过渡到另一个姿势最简单、最流畅的动作。这改善了其与身体的联系，对舞台上的演员来讲无疑是有益的，对于那种白日里忘记自己身体及其需求的睡眠渴望者也有着积极的影响。

每日计划

• 清晨进行十分钟的自我催眠。

• 像上周一样，白天做至少十次简短的自我催眠。每次一到两分钟。想要在压力大、考核中、休息时、会谈前保持快乐，或者只要没那么多事情要做，就去做自我催眠。

• 在回家的路上或公交上进行十分钟的自我催眠，

真正地休息一下。

· 如果入睡前，你早早地关了电视和电话，这些该做的都做了之后，在床上进行练习1或2，或二者融合地练习 (音频20或21)。

· 保持你的作息节奏。

· 音频1、2、3、10、11、13或14均可用，需者自取。

第六周自我评估

	日期	上床时间	入睡时长（短，中长）	睡眠时间	清晨身体状况（很差，差，一般，好，很好）	白天的平静程度	遵守既定的白天节奏	早晨自我催眠	晚上做练习1或2
第一天									
第二天									
第三天									
第四天									
第五天									
第六天									
第七天									

以后，我会问你醒来时的身体状况如何，因为现在你应该已经感觉到了日夜被重新规划的好处。你可以比较本周和未来几周的评估结果。

本周哪种练习对你来说效果最好？

你觉得哪一（些）天自己睡得很好？

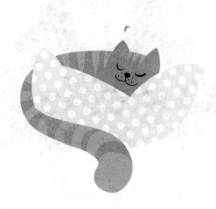

第七周

冥想，冥想中总会留下一些东西

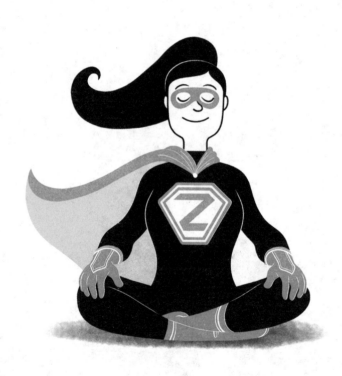

　　这本书读到这里，你已经学会了如何让自己的身体和精神都更加平静。经过自我催眠和瑜伽练习，你学会了摆脱最初的方法，不再依赖外部帮助。这些练习让你得以重新感受对睡眠的需求。接下来，为了让你能够再次完全自发地进入睡眠，让练习完美收官，我们将进行冥想学习。事实上，我本应首先建议你进行冥想练习。很多治疗失眠的方法中都提及冥想，但是并非所有人都能很容易地将其付诸实践。这是因为冥想是一项缓慢、疗愈内心的练习。在我们焦虑不安时，很难集中精神，与此同时，进入冥想需要付出很多，做很多的努力。此时，如果我们没有冥想的习惯，冥想就会变成一种超乎人类所能的练习。现在，你了解自己的情况，知道任何一项学习过的练习都可以让你入睡，你也获得了通过催眠进入"神游"状态的经验（相比于冥想，"神游"状态需要付出的相对较少），在我看来，你现在有了正确的方法来开启正念冥想，也有机会真正从练习中获益。我决不会在本书的开头就建议你进行冥想练习，因为你需要更强有力的方法去放松，比如催眠。你还必须能够尽快学会保持平静。只有到了此刻，在你获得平静后，冥想才会成为一个好方法，一个清醒和睡眠之间过渡的桥梁，让你如此接近入睡的感觉，以至于很快你就会忘记自己正在冥想，最终毫无负担地入睡。但我希望你继续练习冥想以及自我催眠，冥想每天只占用很少时间，并且真的可以让你体会无限的平静。

我们已经谈论过关于无法入睡这个想法的害处，只有摆脱这种想法才能入睡。正念冥想为控制你的精神提供了一个简明的解决方法，你只需要专注于当下和这个世界，任由睡眠到来。最终，你会重获年轻时所拥有的疲倦感，这种疲倦会带来舒适、温暖的感觉，以及在床上自然入睡的能力。

近些年，正念冥想的显著疗效已被大家所熟知，但是那些不了解正念冥想的人因此错过了这种治疗方法。冥想是一套方法，旨在教会我们专注于当下，专注于我们的感知、感受、情绪、思想。人们可以或多或少地感觉到生命，感受到存在。想象一下，遇到了一个让你不舒服的人，我给你三十秒钟去描绘这个人的样子。好了吗？完成了吗？现在我们开始吧。如果你正面对着这个人，你会通过自我观察从外部去感受到自己。这会有压力，会降低你的主动性和敏锐性。这种感觉还会让在你这种情况下更加不适。现在，让我们想象一下相反的情况。你面对的是一个你认为非常棒的人。在这种情况下，你活在当下，你不会去质问自己，一切都变得更加明快、更加有趣、更加自然。不再有压力，不再有自我观察，不再有评判，不再缺乏自信心……

你不能选择你所经历的一切，你不能选择遇到的人是好人还是坏人，但通过一些练习，你可以选择应对这些经历的方式。你可以让自己处于拒绝、自我观察、反复思索的状态中。你也可以选择接受所经历的一切，不去评判。显然，并非所有事情都一定会变得更加愉快，但一切都会变得更容易。这就是抛去哲理、冥想带来的东西，如果你已经理解了，我请你进行一次非宗教的、和精神无关的冥想练习。对我来说最有趣的是，通过练习，我们会学着专注于当下。多亏了神经科学，我们不仅了解到"神游"是一种特定的状态（在冥想或催眠的背景下），而且长期的冥想练习会提高大脑的活跃度。

无论一个人是否喜欢冥想（喜欢与否均有其原因），事实是，冥想会带来好的影响，也就是说，冥想会让你更加平静、更加自信，没那么消沉。更有"生命力"，我甚至会大胆地用这个词。这就是我喜欢冥想的原因，这也是我整个心理治疗方法的共同之处：冥想是一种学习。

这种对冥想的赞扬式描述并不意味着其毫无缺点：

1. 对于焦虑、苦恼、抑郁或忧思重重的人来说，练习冥想是困难的。

2. 练习者常常很难将课程中的练习运用到平时的失眠中。

3. 要想快速见效，每天练习十分钟是不够的。

4. 体会你当下正在经历的事情，感受你的呼吸，接受你的情绪和想法，有些人会觉得很快就可以完成一次冥想练习，但如果你几乎不怎么练习，那见效就会很慢，一些人会因此觉得冥想很无聊。

5. 最后，尽管乔恩·卡巴·金[1]的出色工作，让冥想这种基于宗教的练习转变为一种大众的心理治疗技术，让其适用于所有人和文化，但人们有时仍然会从中感受到佛教的影响。

于是我提出了一个适合读者的版本。你已经可以控制自己的睡眠，知道如何更容易入睡，有了自我催眠和

---

1 乔恩·卡巴·金（Jon Kabat-Zinn），正念减压疗法创始人，美国麻省大学荣誉退休医学教授，麻省大学医学院医学、保健和社会正念中心的创立执行主任，麻省大学医学院减压门诊的创立主任。

专注于自我感受的经验。因此，你们不会受到上述不足
之处的影响。

第一次练习

像往常一样，在这次简短的冥想中，我希望你能在
开始和结束时记录你的紧张程度。现在，跟随以下简单
的话语即可。

我希望你能感觉到手指握着书的触感？你感受到了
手指或手掌握着书页的触感，就如同摸着奶油千层糕一
样。花时间好好体会一下这种感觉吧。

你觉得纸张是硬挺的，还是粗糙的？触感好吗？

紧接着，感受手中书的重量。书确切的位置在哪
里？书的触感是温暖的，还是冰冷的？

纸张看起来只是白色，还是说光线会改变它的颜
色？让鼻子靠近纸张，你能辨别出纸张的气味吗？是墨
水的味道？或许是胶水的味道？

花点时间随意地翻动几页你刚刚浏览过的纸张，
不需要去阅读，而只是为了翻动的乐趣。翻动，这已不
再是机械的动作了。

当书页翻动，你是否能感受到它带来的一股轻微气流？去聆听书页翻动的声音。通过专注于这些不同的感受来增强你内心的愉悦，增强这次简单体验（拿着一本书）的存在感。

观察，既然你专注于当下，那么全神贯注于阅读会变得更容易。难道读者最终不是一个无视自己的冥想者吗？去感受自己头部的重量，将头偏向书本，去感觉眼睛是否疲劳，去专注于自己手持书本这种不易察觉的力量感。

你可以合上这本书，再做一次这个练习，记录体验过的和将会产生的感受。

"正念冥想"疗效	
练习前	
练习后	

现在你更加平静了，你没有做任何放松练习，你也没有做催眠或特定的练习。你只是去更多地体验拿着一本书的感觉。就是这么简单，不是吗？正如我告诉过你的，最有趣的是这种专注于当下的方式，这种方式可以推广开来，适用于所有人！

第二次练习

在美国神经科学领域，冥想和催眠经常被视为同类事物，对此我表示赞同。如果你对这两种方法感兴趣的话，你就会注意到，进入"神游"的方法也与这两者类似。因此，意识状态变化的内在逻辑也应当是相似的。不同之处在于其他方面：在催眠中，我们是完全被引导的；在冥想中，即使有人陪伴，这也是一种专注于此时此地的个人任务，并能够由此进一步进入"神游"状态。在冥想练习中，"神游"程度很浅，注意力集中在自己的内在和外在；而在催眠练习中，"神游"的程度更深，几乎与外界隔绝。最后，在催眠中，我们借助"神游"状态的可塑性来引导变化；而在冥想中，我们期望纯粹的练习能够获得更加全面的改善。

为什么要做这种对比呢？只是因为一般情况下，你会在清醒状态下开始冥想。现在我建议你反着来，你将从催眠的深度"神游"状态开始，进入冥想状态下的浅度"神游"。这样，这会产生双倍的影响：冥想影响我们，而催眠将使你更快地掌握冥想。

这次，没有文字，只需听一段音频。

 学会借助催眠去更好地冥想

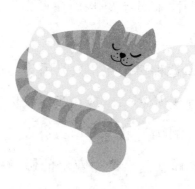

第七周要点归纳

本周的计划将与往常有点不同，我们将会在你睡前要完成的冥想任务中加入不同的练习。

每日计划

显然，某些要点仍然需保持：

- 每天清晨进行十分钟的自我催眠。

- 与上周一样，白天做至少十次简短的自我催眠。每次一到两分钟。想要在压力大、考核中、休息时、会谈前保持心情愉快，或者只要没那么多事情要做，就去做自我催眠。

- 在回家的路上或公交上进行十分钟的自我催眠，来真正地休息一下。

- 当你时间充裕时，听音频22来进行练习。

* 保持你的作息节奏，周末的作息时间变化最多不要超过一个小时，别忘了！

此外，当你躺在床上，在入睡前，需要每天进行一次不同的冥想练习。这将足以让你以一种更自然的方式入睡，让你学习到冥想的基础知识。我会建议你把冥想和自我催眠视作一份礼物，把它保留到本书的结尾。自此，你已经充分地练习了不同的放松方法，阅读过相关描述，合上书本后，也可以在心中重新演绎。但你每晚仍然可以播放书中的音频陪伴自己。

第一天：一张床的舒适程度

让自己舒舒服服地躺在床上，做三次缓慢的深呼吸，同时去感知你吸入的空气是温暖的还是寒冷的，然后慢慢地感受盖在你身上的羽绒被或被单。感受它们的温度，最热或最冷的地方在哪。你会怎样描述被单或羽绒被的触觉？这种感觉是柔软的、光滑的，还是有点粗糙的？移动身体来让自己躺得更舒服，此时，去聆听自己身体摩擦被单或羽绒被发出的声音，去聆听床因此而晃动的声音。床垫给你带来什么感觉，更硬还是更软？去感受一下。身体哪些地方最重？枕头是软的还是硬的？轻轻移动头部，找到最舒服的位置，此时，注意去听头部摩擦枕头发出的声响。最后，你会如何描述黑暗的感觉？在黑暗中，你的眼睛舒服吗？黑暗是否给你一种要休息的感觉？

冥想第一天

第二天：上周练习与冥想的融合练习

上周，你尝试了我向你建议的自我按摩和瑜伽练习。今晚，你要从这两者中挑一个你最喜欢的再练习一遍，但是要加入冥想元素。如果你在练习的每个部分都花费了很多时间，因而没办法完整地完成一个练习的话，这也没有关系。

从上周开始，我试着通过描述这些练习，让你的注意力放到身体的连接和感觉上。现在，你要自己尝试去充分感知你的姿势，及其对身体的影响，专注于手或四肢的位置。同样地，在整个练习的过程中，你要尝试更多地去专注于当下，专注于你的呼吸。事实上，我们已经在前面的章节中为冥想奠定了基础。

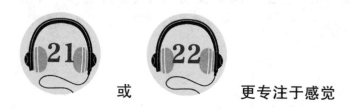

或　　　　　　　　　　更专注于感觉

第三天：身体的疲倦，舒适，睡眠

当你躺在床上，首先会感受到舒适。然后，做三次缓慢的深呼吸，提高自己的专注力，接下来，按照我之前使用过的词语去感受身体中是否有一些紧张或痛苦的地方，去感知身体里所有的不适。接受这些不适，因为它们很快就会消失不见。在这些不适中，你是否已经开始感觉到疲劳？你的目光是不是有点模糊，眼睑沉重？你觉得整个身体还是某些部位变得更沉重了？你是否已经开始感受到身体的迟缓？这种感觉也许是在脚那里，或者在胳膊那里？你是不是觉得呼吸变得更重一点、更响一点、更深一点？如果你真的进入睡眠，那身体哪些部位是最累的、最没办法得到休息的呢？当你满身疲倦地躺到舒舒服服的床上，此时你会有什么感觉呢？你是不是会觉得时间过得更慢了，周遭没那么喧闹了，晚上一切好像都在休息。你的呼吸声是什么样子的，它缓慢到什么程度？你身体的哪些部位在放松？还有哪些我没有描述过的感觉表明你的身体正在陷入迟缓？

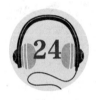

冥想的第三天

第四天：专注于呼吸

再花点时间来感受一下躺在床上的舒适感和身体昏昏沉沉的状态。像往常一样，做三次缓慢的深呼吸，然后任凭你的呼吸自行放慢。专注于感受你的呼吸，它是长的还是短的？慢的还是快的？规律的还是不规律的？你能听到呼吸声吗？你觉得自己吸入的空气是温暖的还是寒冷的？那呼出去的空气呢？它的温度是否蔓延到你身体的其他部位？你能感觉到呼吸在向哪个方向移动吗？更慢了吗？更平静了吗？随着冥想的进行，你是否可以感受到呼吸越来越重了？只需要专心聆听呼吸的声音，去觉察这种逐渐规律的轻柔音乐，这种音乐会使你更加平静。你越是平静，呼吸就越缓慢。你听到自己的呼吸声并去感受它，精神越是集中在这上面，胡思乱想就会越少。体会呼吸带来的简单快乐，感受冥想作用于身体的简单快乐。身体会越发地放松，肌肉也会松弛下来，这是在为睡眠做准备。

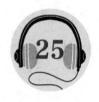

25 冥想第四天

第五天、第六天、第七天：接受大脑的想法和情绪

舒舒服服地躺下来，去感受床的柔软、感受身体的疲惫，做三次深呼吸，然后去觉察呼吸逐渐变缓、变沉。你在想什么？什么都没想吗？非常好！但是，如果你在想某件事，就去想会儿吧，因为你的潜意识里觉得这件事情是重要的。你明天也会有这个想法，并且由于你的潜意识认为你已经接受并将会考虑这个想法，所以它要么停止思考，要么把你推向另外一个想法。没关系的，去

接受、去感知这个想法，如果你发觉身体中除去冥想的愉悦感外还有其他的感受，那就去接受这些感受、感觉和情绪吧。同样，你的潜意识需要感受到你在倾听它，这样它才会停止用自己的语言跟你交谈。去观察思维如何变得越来越流畅，随着时间的推移，会闪现一些与你日常毫无关联的想法、情绪和场景：这就是入睡前催眠状态的开始。接受这些感觉，任凭自己沉浸在黑夜之中。

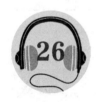 **冥想的第五天、第六天和第七天**

最后的练习会更加复杂。这也是为什么我会建议你用好几天的时间去进行练习。现在你明白了这一点：更多地接受等同于更少地思考。

我建议你今后保持冥想的习惯，可以是在白天练习，也可以像刚才这样在晚上练习！这么做不一定是为了获得睡眠，你现在有足够多的方法供你选择，练习这些方法还为了你自己、为了你的幸福。因为冥想也给人一种时间放慢的感受，而这似乎常常会让我们逃离时间本身。

第七周自我评估

	日期	睡觉时间	睡眠时长	早晨的状态	白天的平静程度
第一天					
第二天					
第三天					
第四天					
第五天					
第六天					
第七天					

1. 本周哪种冥想练习对你最有用？

_____

2. 你感觉哪（些）天睡得很好？

_____

第八周

然后呢

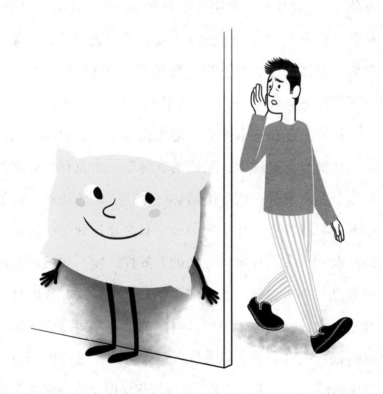

　　这些据说能月瘦十千克的神奇方法，我不会提及具体的名称，其内容都是一样的：低热量的、高蛋白的饮食……这些有用吗？如今，医生们越来越赞同一个事实，那就是体重反弹1~3千克是可以观察到的，而且最终会发现，节食往往会使你变胖。唯一必然有效的是改变你与食物的关系（学着爱上并烹饪出健康的、多样的食物），是要找出并解决暴饮暴食的原因（压力、愤怒、缺爱、自卑）。要真正变瘦，你必须学会健康饮食，保持良好的身体状态。只有当一切都成为条件反射，当你甚至不再考虑饮食时，才能声称胜利。

　　我曾一度在本书中力图避免偏离主题，现在，我之所以允许自己这样做，是因为在睡眠当中也存在同样的问题。我不想通过这本书给你一个能入睡的诀窍，这类东西或早或晚会让你受害……它只会让你处在一段艰难的时期，让你不再相信方法的有效性。噢！你就再次回到原点，再次尝到失败的滋味。在任何时候，我的目的都不是选择一条过于简单且冒险的道路，而是让你学会保持极好的身心状态以便确保睡个好觉。这类的练习不会随时间的流逝失去效果，在极特殊情况下真的失去了效果时，你只需同之前做的那样再做一遍。同样的原因就会产生同样的结果。

两个月来，为了能够入睡，你已经学着让自己平静下来，学着遵循睡眠规律，学着放松。最近几周，不仅起到了强化这些练习的作用，而且使你能够相信自己本身就具有好好睡觉的能力。只要你愿意，就可以使用冥想和自我催眠来继续你通往平静的旅程。

但然后呢？是的，然后应该避免让影响睡眠的恶魔卷土重来，哪怕仅仅是出于习惯的力量。所以下面是几个简单的建议，有助于你建立一个晚间流程和一种有益于睡眠的晚间节奏。

1. 在一段时间内，别再只想着让手机闹钟叫醒你，再给它设置一个就寝提醒。如果你采纳了这个建议，那么你将会为自己带来一个特别美好的礼物：更有规律地入睡、进入更深的睡眠，进而让你在白天更快乐、更有生机且能量满满。

2. 像当心瘟疫那样小心你的手机屏幕。在一个娱乐至上、社交网络充斥的社会中，一切事物都在密谋让你沉迷其中，它们妖艳的蓝光就是你入睡的头号敌人。有必要的话，设置第三个闹铃，时间定在睡前一小时，以便提醒你把手机设置成飞行模式或勿扰模式。

3. 在睡前，给自己一段平静的时间。当然了，情侣之间适当的亲抚或性爱是非常有助于睡眠的，但我们也会给你其他的活动建议。晚上应该是一段舒适的时间，为了能够入睡，你的身心都需要放缓。

本周我将建议你在睡前测试三种非常温和的常规方法，如果你喜欢的话，它们将为你的睡前生活带来一点变化和新奇感：ASMR[1]、专门适用于睡眠的音乐和读物。本周的目的是测试这些方法，确定哪些适合你并选择一种你喜欢的。如果你已经应用了其中一个适合你的方法，也不妨试试看其他的。一种常规方法要想有效，它得是令人愉悦的、使人平静的，能让精神集中的。我们来想象一下，假如你喜欢填字游戏、箭头游戏或者数独游戏，如果它能使你平静下来，这就是好的；如果它让你不停

1　ASMR（英语：autonomous sensory meridian response，缩写 ASMR），即自发性知觉经络反应，意思是指人体通过视、听、触、嗅等感官上的刺激，在颅内、头皮、背部或身体其他部位产生的令人愉悦的独特刺激感，又名耳音、颅内高潮等。

地思考，我们就略过它，因为这绝对不是适合你的晚间活动。有很多能够使人平静下来的活动，我向你推荐其中三种，它们易于操作且不会让你心生厌烦。当然了，不局限于这三种！

ASMR

Autonomous sensory meridian response（自发性知觉经络反应），这个首字母缩略词是什么意思？我们可以将其翻译成法文"réponse autonome sensorielle culminante"，但必须承认，除此之外我们一无所知。在2010年左右，一些网民发现了他们之间的一个共同点：一些声音，比如剪刀的咔嚓声或耳边的低语声，会在他们的头皮、脖子，有时甚至在背部产生一些非常舒服且极具抚慰性的小小的刺痒感或颤抖。简而言之，这是某种精神按摩。这个小怪癖可能只是个人感受，但通过互联网的魔力，这些人聚集在论坛上，开始制作视频来重现这些感觉，进而实现自我放松和入睡。

有关ASMR的视频已经自成体系，有不同的类型。但下面是通常用来辨别ASMR视频的方法：

1. "ASMR艺术家" 直接与你对话，他跟你说话、看着你，就好像你在他对面一样。甚至有时候，他装出触摸你的样子，这同样也可以产生一些感觉。

2. 他以一种情感同化的方式对你讲话，他关心你，关心你的健康状况。

3. 声音是由双耳传声器录下来的，360° 环绕立体声。ASMR的爱好者必须戴上耳机才能感受到这种声音。

4. 在你面前，"ASMR艺术家" 将通过耳语、敲击某个物体来制造声音，这种声音先是出现在你的一只耳朵里，然后再在另一只耳朵里出现。

好几所大学（比如英国的斯旺西大学[1]和安格利亚鲁

1　斯旺西大学（Swansea University），位于英国威尔士的斯旺西，拥有悠久的历史、高质量的教学水平和世界级的科研水平，是世界一流大学，英国老牌名校。

斯金大学[1]，加拿大的温尼伯大学[2]和多伦多大学[3]）正在关注这个问题，但他们都处于研究初期，目前主要是证实在ASMR期间心率的下降，并统计用户讲述的他们从中的获益。ASMR有用吗？对一些人来说效果非常明显！互联网上这些视频收获的数百万浏览量就足以证明这一点，而且其中很多视频还有助眠和放松的作用。

当然，应该对其有用性有所保留。亲自去测试一下吧！如果这对你有用的话，你将会面临不计其数的视频，你得从中加以选择，因为并不是所有视频都有同样的价值。如果它对你没用，尽快转向下一个方法。

可能ASMR会让你联想到催眠或正念冥想。它们的操作方式不同，寻求的效果和感受却是类似的。但是，ASMR可以借助一些新的元素创造出一种沉浸式的体验：

• 通过左右耳环绕制造分离效果；

1　安格利亚鲁斯金大学（Anglia Ruskin University），1858年建立于英国剑桥，英国著名的公立综合性大学。

2　温尼伯大学位于加拿大曼尼托巴省的温尼伯市。学校建立于1967年，致力于提供文科、理科、环境科学、生物及化学方面的应用课程。

3　多伦多大学（University of Toronto），是一所位于加拿大多伦多的研究型大学。毕业于多伦多大学校的杰出人才众多，包括10名诺贝尔奖获得者和5名图灵奖获得者。

- 使用极具呈示部[1]价值的声音；
- 在图像和360°的立体声音之间，你感觉好像第四面墙被打破了，你真的和对话者在一起。由于内容质量的差异，有时会令人不安。

当一个病人向我介绍ASMR时，我下意识地就对此有许多好感。一些人自发地聚在一起，为的是找到一种自我放松和入睡的方式，这太棒了。我喜欢ASMR潜在的新意，它给了我很多想法，让我得以更新自己的催眠方式，并为未来的计划融入更多的创意和技术手段（360°的声音，虚拟现实，生物反馈，催眠阅读，虚拟旅程……）。我将在最后一章向你们展示这些新方法。毕竟，在新纪元音乐[2]背景下，为什么催眠、放松和修身养性要局限于沉闷的声音，局限于让很多用户（包括我）感到厌烦的鲸鱼叫声呢？有点乐趣、有点创意也无妨！

在按照我自己的想法改造的ASMR方式中，第一个向

1　呈示部（exposition）是指主题依次在各声部做最初的陈述，此处可理解为声音的叙述性。

2　新纪元音乐或新世纪音乐，是20世纪纯音乐的最大发现，是种宁静、安逸的音乐。可以是纯ACOUSTIC（即以传统自发声乐器演奏）的，也可以是很电子化的，重点是营造出大自然平静的气氛或宇宙浩瀚的感觉，洗涤听者的心灵，令人心平气和。

你们介绍的是一种催眠ASMR，可以帮助你入睡：第23个音频（所以假如ASMR不适合你，你也能借助催眠入睡）。

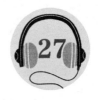

催眠ASMR

音乐和声音

一个叫多米尼克的病人来找我治疗恐惧症，当我问他睡得好不好时，我记得他回答：

–要是听着音乐我就能睡得特别好！

–啊，是吗，这太棒了！你听什么音乐？冷爵士乐[1]还是古典钢琴曲？

–都不是，我听重金属音乐，尤其喜欢德国乐曲。

1　冷爵士乐（cool jazz），一种在20世纪40年代后期出现在美国的爵士乐风格。"cool"这个词来源于记者在迈尔斯·戴维斯、盖瑞·穆里根、伦尼·特里斯塔诺等人的音乐中所感受到的低调或压抑的感觉。色调颜色倾向于粉彩，颤音缓慢或不存在，鼓手演奏更柔和。它以一种"冷静"（沉思、冥想）的方式关注创造的声音。

－啊……

必须承认这个答案是出乎我意料的。但是萝卜青菜各有所爱。如果这对他有用，那对于作为心理医生的我是再好不过的了！

什么样的音乐有利于睡眠？

1. 它得使你平静下来。如果一种音乐让你想跳舞，一直跳到天明，千万避开它！同样的，如果它会让你产生一些强烈的情感（怀旧，忧伤，快乐……），那现在就不是听它的合适的时机。在音乐中存在某种神奇的东西，它可以直接转化为情绪。所以去选择一种真正让你放松的音乐。这会是正确的选择。

2. 一种不过于简单的音乐。如果你已经对它烂熟于心，如果它的旋律让人上瘾，一再地在你大脑里循环，那就不要选择它。我们不希望你能预知歌词，不希望音乐让你的大脑高速运转，我们想要的是大脑处于休息的状态！

3. 一种让人心旷神怡的音乐。我认为没有任何关于

然后呢 第八周

这个问题的研究，但关于其结果我事先几乎可以确定：依据我们的感知，某些音乐可以让我们进入"神游"状态。每个人都有自己的品味。如果我听到印度音乐，我就想尖叫、想逃跑。但其他人更有可能会上瘾。对我来说，没有什么能比得上比尔·伊文思[1]柔和的爵士乐，他那柔和的钢琴乐曲更能让我进入梦乡。德彪西对我也有同样的作用！对其他人来说，这将是海浪的声音、是迪吉里杜管的声音、是美洲印第安人的乐曲声……

一旦选好适合自己的音乐后，我就会帮助你把听音乐变成每晚的习惯：

1. 第一次的催眠音频来自斯特法尼·肖斯的音乐。他是一位特别优秀的爵士音乐家，我想借此实现一些催眠计划。目的是向你展示如何听任自己被带入睡梦中。无论你是否喜欢爵士乐，这次的音频都将会让你自然地进入梦乡。

---

1 比尔·伊文思：爵士乐方面最优秀的钢琴家之一，与凯斯·杰瑞一起被誉为上世纪七八十年代最优秀的钢琴家

169

2. 这次的催眠音频，使你专注于白噪声[1]的静想中，使你沉浸在自己的"气泡"里，使你开启甜美的遐想。

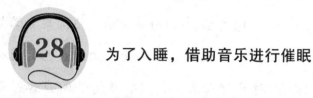

为了入睡，借助音乐进行催眠

放任自己沉浸在白噪声中

这项工作的整体目标是使你能像音乐迷一样，能从音乐中汲取到平静与快乐。

1　白噪声：是指一段声音中的频率分量的功率在整个可听范围（0～20kHz）内都是均匀的。对于新生儿的父母来说，利用白噪声来让婴儿停止哭泣是一个很有效的方法，白噪声甚至被公认为对于耳鸣、听觉过敏症以及多动症等神经系统疾病来说，是一种有效的治疗方法。还有一些人利用白噪声来把一些会打断他们正常睡眠的声音弱化。

一点阅读

当我们阅读一本长篇小说、一本中短篇小说或是一首诗时，我们任凭作者在大脑里直接开口讲话。我们进入到他的世界里，同时自身的独特性为这世界披上一层自我灵魂的色彩。故事讲完之后，书就成为第一个虚拟世界。当阅读书籍时，我们从外界中抽离，成为他者，生活在一个想象的世界中。阅读就是进入"神游"状态，阅读就是做梦。你有没有想过这个问题？它难道不吸引人吗？

什么是有助于睡眠的好书，对此没有绝对的标准。一本无聊的书也会创造出奇迹来。试着读一下康德的《纯粹理性批判》[1]，告诉我你从中获得的东西。但这也可能会是一本引人入胜的书，把我们带向另一个世界。书的选择没有标准，什么书都可以，只要它可以使你摆脱自己的想法，释放你的压力，并且阅读它最终会让你疲惫就可以。如果你读到一本非常吸引人的书，以至于让你想要一晚上读完，那么这是本好书，但是你得略过它。

1　《纯粹理性批判》是德国哲学家伊曼努尔·康德创作的哲学著作，该书首次出版于1781年，是康德的哲学巨著三部曲中的第一部，第二部是1788年出版的《实践理性批判》，第三部是1790年出版的《判断力批判》。

下面即将教你如何把阅读变成睡前习惯!

1. 故事开始前先听一节催眠音频,以便掌握更好地入梦的技巧。

2. 为了在睡前进入"神游"状态,听一个催眠故事,然后低声阅读。你甚至可以读给你的家人听,让他们入睡!

一则催眠故事

这则催眠故事不仅仅可以助你入睡,在听完这个故事之后,在阅读完以及重读完这个故事之后,你会变得越来越容易接受晚间阅读。床头柜上的书会为你开启越来越多的旅程。你的想象力会更加生动、多彩、丰富,直到你近乎自然地入睡,一些甜美的梦境将会终止这些想象。

所以,去阅读这篇催眠故事吧,然后再读一遍……当你感受到它的时候,闭上眼睛,稍微幻想一下……之后再把眼睛睁开。继续阅读……然后重复上面的过程,直到舒适的慵懒感让你完全睡去。在今后的日子,这则故事产生的初步效果,将由其他书籍继续实现。

睡前故事

白躺到床上，他才意识到自己有多累。他感到身上有种懒散与疲倦混合的强烈感受，尽管如此，他还是会花时间休整自己，以便可以感受到身体里的不同感觉。他早就注意到这会给他带来一种平静感。

"我的脚怎么了？"

"我能感受到白天走过的每一步。"

"我的腿怎么了？"

"紧绷绷的，好累。"

"那我的呼吸呢？"

"有些急促。"

"肩膀和脖子呢？"

"有点儿僵硬，我看电脑的时间太长了，得休息一会儿。"

"胳膊呢？"

"沉甸甸的。"

他伸展了一下四肢，调整躺着的姿势，直到舒服为止。

"好了，现在像鸟儿在窝里一样舒服了！"

他从床头柜上拿起一本书，但随即感到那些字在眼前跳动。"我觉得我已经准备好睡觉了……不，还没有完全准备好，因为我还能感受到一种紧绷的感觉"。因此，他揉了揉眼睛，发现床头灯太暗了，这亮度更助眠却不适合读书，随后他强迫自己专注在阅读上。他一定真的非常疲惫，因为手中的书似乎太沉了，无法长时间拿着。"这很奇怪，但我越将注意力集中在手上，我就越感觉手没有力气，我甚至感觉手是僵硬的。相信我要是继续自我观察，我的手就会如同瘫痪了一样。这就像变焦镜头。我越是专注在手上，感受就会越强，我就会更少地关心外界、我的床和家具是怎样的，仿佛我变成了这只手。我思考得越多、幻想得越多，我的手就越像别的事物，一只奇怪的、迟钝的、无法飞翔的手。时间好像也不一样了，因为我越是看着我的手，我就会幻想得越多。那种感觉就像是读书读得太久了，又像是目光迷失在迷雾重重的幻想中。我身体的一部分还在床上，试着去阅读，但另一部分已在别处。我觉得越是专注于身体内部，就越是会逃往无意识中。"

他这样想着，闭上了眼睛。闭上眼的感觉很舒服。当你感到疲倦的时候，这和缩在被子里的乐趣是一样的。

我正在试着阅读，但同时我身在别处。当我拉起被子时，好像我一下子进入到另一种不同的自我感受里。我从白天进入夜晚，从疲惫进入休息。可这本书太重了，我的双眼也疲惫不堪。或许我应该担起这份沉重？这书的沉重、胳膊的沉重和身体的沉重使我沉溺其中，被身体重重的疲倦感带往深处，带向梦境和睡眠。当我们合上双眼，胡思乱想时，接连出现一些关于色彩、形状、风景的回忆的画面，彼此间却没有明显的联系，如同一张感受和想象的拼贴画。我们正向睡眠坠去。不，胡思乱想可能几乎等同于睡着。当我这样想时，书中的一切都是通往自我、通往睡眠的旅程。当文风优美时，书中如同写着优美的乐章，看到很精彩的故事或者很吸引人的描述时，里面的词句如同在邀请我们进入梦境。我就不再停留在原地，而是成为叙述者，成为行为本身，成为一种布景。所以即便当疲倦完全涌来，当文章似乎变得复杂，当模糊的意识让我们不受控制，或有时当一个太长的句子让我们无法理解，我仍会阅读，这样我才会胡思乱想，这样我才会做梦。我做梦，所以我身体的一部分才会开始入睡。

人们将其称为临睡状态，我却称之为边界状态、黄昏状态。它处于有意识和无意识之间，处于清醒与入睡之间，处于思考和做梦之间。在这样的时刻，思绪的形态变得模糊，意志不再对心理下达指令。形态变得模糊，各种思绪交织；一切都变成暗影、变成梦和感受。在这样的时刻，失眠的人终于尝到入睡前的滋味。一旦意识到自己在睡觉，一切都太晚了，你已经忘记自己是谁了。这种夜间的忘我状态是多么美妙啊！无论白天多么艰难，夜晚总是会越发美好。在夜晚，你会忘记烦恼，平息恐惧，抛下痛苦。

白不知道自己已经睡着了，还是正在入睡。在他以为拿着一本书的时候，实际上拿的是一个本子。本子上不是字母重复的几何图形，而是不规整的手写文字，是个孩子的字迹，但也许是个青年人的。白觉得这个字迹非常熟悉，这是因为他已经在做梦了吗？通常在做梦的时候，一切对我们而言都是正常的。我们成为他者，这也是正常的。在懒散睡意的引领下，一切接连发生，却并没有因果联系。我在做梦吗？还是说这是我的字迹？毫不费力就可以慢慢进入梦境：书中的一个词或一句特别的话，解开了有意识思维的"缆绳"。它卸下防备，飞向想象、飞向无意识的轻盈云端。当他视线变得模糊，当他不再知道自己是在阅读书籍还是在辨认笔记时，他想起了这个句子：

在五月某个晴朗的早晨，一位优雅的女骑士，跨着一匹矫健的枣骝牝马，驰骋在布洛涅树林的小径上。

为什么他会想到这句话？这同他思考的或经历的事情没有任何逻辑上的联系。或许仅仅是因为他的情绪让他跨越时间，重新找到加缪的这句话。是的，这句话的作者是加缪。这句话一定来自《鼠疫》这本书。不然还能是什么书呢？我们能想起来的事情真让人吃惊。约瑟夫·格朗是书中的一个角色，他试着写一本书，这本书只有一个开头。格朗希望这开头是完美的，所以他一直停留于此，一改再改。我不知道可不可以说成他没有完成这本书，因为他好像都无法开始。然而，让读者以一句完美的话开始阅读，这是很美好的。说到底，是什么在让精神遨游？是女骑士的形象吗？一个古老的传说不合时宜地发生在一片现存的、乏味、平常而又平庸的土地上，这片土地位于巴黎一个声名狼藉的森林里。或许该用"栗色的"这个形容词来形容它？没人知道这个形容词意在表明什么。没有人愿意费心去寻找其中的含义，

177

所以有点儿混乱。当大脑疲倦的时候，它就会停止运转，开始做梦。那么，大脑为栗色创造出多少种意思，它就有多少种解释。白不知道为什么他想象中的马是白色的，女人的皮肤也是白色的、头发是黑色的。她没有眼睛，却闪烁着光芒。他把布洛涅森林想象成杜阿尼耶·卢梭画的一片丛林。他想起的真的是本书吗？还是幅画呢？为什么这位女骑士挥舞的是个火把而不是弓剑？这种让我们旅行、让我们睁着双眼做梦的事物是神秘的。是什么令你放飞自我直至胡思乱想，直至忘记现实的土地呢。是一位漂亮又神秘的女子形象？是马蹄敲击地面发出的声音？还是它经过树叶时，叶子沙沙作响的声音？不如联想一下动物皮毛的湿热感，母马鬃毛拂过它的脸颊，它裸露皮肤下的肌肉在强劲运动，当它加速时，清新的空气会变成狂风呼啸而过，或者应当说说母马身上强烈的味道，它混杂着泥土和森林的气味，时而又夹杂着五月的花朵清新淡雅的味道。

不知道是什么缘故

我是这样的悲哀

一个古代的传说

它久久萦绕在我脑海

　　这次是海涅的诗句。它讲的是罗蕾莱，一个迷人的女妖。被莱茵河汹涌的波涛夺去生命的水手们凝望着她。她高高地坐在峭壁上，而他们溺亡在水里。为什么是这几句诗？为什么是现在想到它们？大脑还在遨游，进入另一个传说。看到另一个危险的女人，她乳白色的皮肤像海浪的泡沫一样，这让你想起流水的速度。

　　白还在做梦。他已经睡着了吗？他努力不让自己合上眼。每次眯上眼睛，他不得不再次费力睁开，这是为了不让自己睡着而做出的巨大努力。他睁大眼睛，好了，现在眼睛是睁着的。或是没有睁着，它们可能在现实中已经闭上了，但你在梦里觉得是睁开的。怎么知道他睡没睡？白知道他应该在进入舒服的睡眠之前做点事情，他应该看着自己的胳膊。啊，不，他已经这样做过了。但他的胳膊在空中一动不动，失去了自身的重量。好像这胳膊从来都不曾属于他，胳膊同身体其他部分脱离。白不知道自己是否还能控制它。说实话，他不能。感受到身体的脱离，让它好像冻住了一样留在悬浮的时间里、留在永恒的现实中，这样的感觉真的很棒。他僵化的手在稳定地飞行，他的前臂像雕塑一样静止着，如果他决定增强这种感觉的话，不需要费多大力气就可以让胳膊其余的部分处在这种美妙的静止中。随后，上半身、腿部等身体的其他部位也可以很容易就达到这种状态。上半身和双腿已经很沉重了，陷在如此舒服的床上。被子的热量让整个身体，甚至是大脑都变得迟缓。但随后要闭上眼睛，去接受意识的迟缓，让自己像圆木一样被带到河流中，让自己被梦境的洪流带走。这条河叫什么来着：冥河还是勒特河？这河水能让你忘记一切。喝了这河水的人最后会睡着吗？

白觉得睡眠是治疗一切的良药，治愈因想得太多而感到不快的意识，治愈身体的疼痛、白天的疲劳和生活的单调。他刚才不是已经想到同样的事情了吗？或者这是一种既视感[1]？这感觉出现在当疲惫的大脑颠倒了时间，把原因误认为后果的时候？已经知道这种感觉在不久后的未来会这样产生。白觉得睡眠会让我们忘记一切，从它的虚无中会产生所有想象的可能性。在梦境的易变现实里，我将变成一只蝴蝶、一头狮子、一个男人、一个女人、一个正在上演的故事的观察者，这是个现实主

1　原文为法语déjà-vu，中文翻译为既视感，意为似曾相识，指未曾经历过的事情或场景仿佛在某时某地经历过的似曾相识之感。

义的故事，一个没头没尾的梦境。

你能不能记起自己忘记了什么事情？这难道不是种纯粹的悖论吗？这本应该是不可能的事情，不是吗？但白却曾重新记忆起自己忘记的某件重要的事，他或许是只把这事忘了一半。即有意遗忘，有关这件事的回忆应该会以一种崭新的无意识状态存在。

白得做些事情，得回忆起某些事情，这是睡前再次的努力。我们不要掉入某些书设下的温柔陷阱中，我们很容易就会被外表引诱。只需要一个漂亮的封面就能吸引到我们，只是瞥了一眼书的样子，就想知道它的标题。它吸引着你的注意，印在书页顶部的漂亮图像给你一种神秘的惊喜。但你并不幼稚，你想确认这些诱饵不单单只有一个吸引人的外表：你仔细阅读封底上的内容。你真的想了解这本书？还是仅仅为了确认这本书是否与你之前做的梦相符？你会读前面的或后面的几行内容，可能一不小心会读一页，你知道自己想不想读它。随后便是阅读时间。这本书，要么比你想象中更棒，要么更差。白想起《追忆似水年华》这本书：他曾经非常喜欢这个题目和第一卷的名字——在塞万家那边，多么优雅！这本书的开头是这样的：

很长一段时间里，我都是早早就躺下了。有时候，蜡烛才灭，我的眼皮儿随即合上，都来不及咕哝一句："我要睡着了。"

为什么他从来没读完过《追忆似水年华》第一卷？每一次试图阅读它却都以沉睡告终。他曾经多少次想过读完第一章？十次、十五次，还是更多次？他喜欢作者的风格。他喜欢浸透每一页的对童年的怀念之情。比起想象，能把他带得更远、一直带到梦境之国的，是句子的长度及由此带来的缓慢节奏，时间似乎都随之放慢了。文中的一首小乐曲似乎在颤动着，就像音乐盒软绵无力地演奏着。这并不是说在普鲁斯特的书中什么都没有发生，只是一切发生得太慢了。这与悬念截然相反，没有紧张的气氛，我们不会如饥似渴地看下去，在凝固的记忆里，是永恒的过往，我们置身其中，安然地阅读着。在这样的情况下，怎能忍住不睡？

他付出很多努力让自己重回当下，让自己不屈服于睡眠。看看胳膊、看看手、看看手中的本子。细看其中的页面，忘掉那些构成笨拙字母的细线条，去辨认它们。他意识到这就是自己的字迹，那时，一种来自童年的声音浮现（这声音当然是他自己的），让他回忆起某些事。他又想起他的那只黑猫，无论他走到哪里，它都跟着，跟着他到床上、到每一间屋子，甚至在他闲逛时也跟着走到不远的森林里。他觉得猫是一种精神动物。对他来说，这好像意味着猫能陪伴在灵魂左右，但这灵魂通往何处呢？是梦境还是终极的海岸。为什么会出现这些文化意象？或许是因为当人们忘记了一切时，只有文化保留了下来。所以在忘掉一切入睡之前，这些回忆再次涌现，也是不足为奇的。猫，当它们静止不动、突然发呆时，这些小型的猫科动物是多么令人惊叹。它们看到了某种东西，那是另一个世界，还是来世？在白看来，他曾有只猫，一只纯黑的猫。这只猫陪他到了奥尼里戎。奥尼里戎是梦境之国，他一生中有三分之一都在这儿度过，可却从未真正记得这件事。但是，年轻的白早就发现了如何在清醒状态下进入睡眠之国的秘密，这正是白要回想起的事情。他童年的秘密：醒着去幻想自己的梦。现在，他什么都想起来了：这就像在海上冲浪，得去感受身体在即将入睡前的迟钝时刻、得去感知思维失去理智的时刻、得去延长这种感觉，同时尽最大努力保有意识，以防止入睡，但不要因此而彻底醒来。一段时间后，图像、声音和感觉凝聚起来，年轻的白发觉自己在梦境之国中清醒了。他本应该抓住机会将其重现，因为这就是清醒的做梦者的力量。但实际上他却偏爱在漂浮的、移动的世界中行走，让黑猫伴他左右。黑猫睡在他的床上，睡在他的周围，但同时也陪他清醒地游走在梦神墨菲斯主宰的变幻无穷的宇宙中。

白一直都在床上。他手里拿着本书，也可能是个本子，这书肯定是他生命中最重要的秘密、是他伟大的发现。

我得记住！

我必须记住！

我绝对得记住！

我不应该闭上眼睛。

我明天也许会记得？

白闭上了眼睛，他刚刚睡着了。

这篇文章意在让你把阅读与睡眠两者间关系的记忆刻入脑海，以便助你把书籍和睡前习惯联系到一起。我在其中加入了自己的建议。当你选择阅读其他书籍时，这些建议将帮助你再次感受到同样昏沉的状态，但要记住别去读悬疑小说。

 如果你愿意的话，请听本篇文章的音频

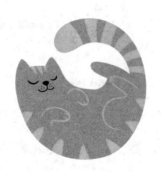

第八周要点归纳

我已经给了你几条更轻松、更有趣的线索，让你可以自然入睡。即便你要再练习几个月助眠建议也是可以的，只要当你感觉需要它们，它们就可以再次为你所用。你也完全可以想些其他个人的、有趣的方法，想些足够安静的活动，这些活动不会过多占用你的大脑（不能选择看电视），但同样可能会帮助到你。因为我们自己常常不会花时间去耐心地寻找解决办法，所以我们会觉得问题到最后无法解决。在这周，去给自己这样的时间吧！

每日计划

· 保持白天和晚上（包括周末）的节奏。

· 按照你的需要，白天也要花时间进行自我催眠、冥想，进行的时间会更加自由。

· 早上进行一次简短的自我催眠，下班之后再进行一次。

- 晚上，借助这些新的建议，交替使用对你最有效的工具。

第八周自我评价

在完成这个表格后，请你看看自己从第一周以来已经走了多远的路，借助表格看看自己的睡眠是否发生了变化（这种变化是我非常期待看到的，如果没有变化的话，就为此开始努力吧），多加注意自己白天平静程度的变化，以及你睡醒的状态。

	日期	上床时间	入睡时间	睡眠时长	白天的平静程度
第一天					
第二天					
第三天					
第四天					
第五天					
第六天					
第七天					

1. 在睡前，你会进行哪些个人练习？

_____

_____

2. 你在哪（些）天感到睡得很好？

_____

_____

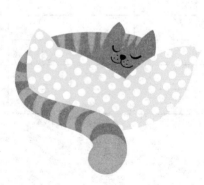